病気の9割は歩くだけで治る! PART 3

自律神経と腸活が健康のキーワード

長尾クリニック
長尾和宏 著

はじめに

自律神経のバランスが崩れるといろいろな不調に見舞われる。

腸内バランスが乱れると、免疫力が低下する。

なんとなく聞いたことがあるのではないでしょうか。

ただ、自律神経のバランスを整えるにも、腸内バランスを整えるにも、歩くことが欠かせないということは、意外と知られていません。


私が『病気の9割は歩くだけで治る！』の第1弾を書いたのは、2015年の11月のことです。

糖尿病や高血圧といった生活習慣病はもちろん、逆流性食道炎や過敏性腸症候群など消化器系の病気も、喘息やリウマチなどの免疫系の病気も、うつ病や不眠症も、歩くことで医者いらずになりますよ、がんや認知症の予防も歩くことですよ——と、歩く効用を伝えたくて書いた本でした。

私は兵庫県尼崎市のクリニックで外来診療と在宅医療をやっている町医者です。「毎日少しずつ歩いてくださいね。歩けば良くなりますよ」

27年の町医者生活のなかで、病気の種類を問わず、患者さんたちにずっと言い続けてきました。「歩いてね」と伝えても、なんだかんだと理由をつけて歩いてくださらない方も少なくない一方で、歩くことに目覚め、「先生、本当に歩くだけで良くなりました！」とニコニコ報告してくれる方もおられ、日々、喜びを分かち合っています。

そんな患者さんたちの笑顔を思い浮かべながら書いた本だったので、内容には自信がありました。「歩けば確実に良くなる」「医者いらずになる」と確信を持って言えたのです。

そして、2018年の11月には『病気の9割は歩くだけで治る！』のPART2を書かせてもらいました。第1弾から3年が経ち、その間に、「歩けば病気が良くなる」「歩くことを習慣にすれば健康で長生きできる」ことを裏づけるエビデンス（科学的根拠）が次々と出てきたのです。

歩けばホルモンバランスが整う、歩けば寿命を左右する「テロメア」が伸びる、歩けば若さの源「テストステロン」が増える——など。

こうしたエビデンスをふんだんに盛り込んで、歩くことの効果を伝えたのが、PART2でした。

どちらもご好評をいただいて、私のクリニックの外来には心なしか、日焼けした顔で来られる患者さんが増えましたし、雑誌でウォーキング特集が組まれたり、ウォーキングのイベントが全国各地で開かれたり、専門家の集まる学会で歩くことの効果が報告されたり、「歩く健康法」が少しずつ広まってきた手ごたえを感じていました。

ところが、そんな矢先に起こったのが新型コロナウイルス感染症の流行です。

外出自粛やステイホームを真面目に守って家から出なくなった人、「コロナに感染するのが怖いから」とせっかくの散歩習慣をやめてしまった人、在宅勤務に切り替わって「唯一の歩行習慣＝通勤」がなくなった人、日々の買い物も宅配サービスに頼るようになった人、飲み会やイベントもすっかりオンラインになった人……。

コロナ禍での〝新しい生活様式〟が、多くの人々を歩かない生活に押し戻してしまいました。もう一度、歩くことに目覚めてほしい――。その思いから、今回のＰＡＲＴ３を出版することになりました。

今回の本では、全身の健康を左右する「自律神経」と「腸」に特に注目しています。自律神経の本も、腸活の本も世の中にはたくさんありますが、「今さら？」と思う方もおられるでしょう。でも、歩くことがすっぽり抜けているのです。食事や睡眠、心の持ち方などは書かれていても、肝心の歩くことが書かれていない。

自律神経のバランスも腸内バランスも「歩くことから」始まるのです。

家にこもりがちになってストレスをためている人は、今こそ歩きましょう。

感染症に負けない体をつくりたい人も歩きましょう。

腸活に高いサプリメントはいらないので、まず歩きましょう。

歩く習慣が身についていて体調の良さを感じている人は、引き続き歩きましょう。

さあ、みなさん歩きましょう！

病気の9割は歩くだけで治る！PART3　目次
自律神経と腸活が健康のキーワード

はじめに……2

1章　歩く健康、忘れていませんか？……9
①2年間で10年分老けた患者さん……10
②マスク生活がオーラルフレイルを招く……18
③超過死亡の本当の原因は何か……22
④生活習慣病も、弱った足腰も、認知機能も歩くことで良くなる！……27
⑤自律神経も腸も、歩くことで整う……36

2章　自律神経を意識しよう――自律神経が全身の不調を招く理由……43
⑥自律神経は環境に合わせて自動運転する……44
⑦コントロールはできないが、バランスは変えられる……49
⑧自律神経のバランスを崩すと……54
⑨痛みにも自律神経のアンバランスが隠れている……59

⑩自律神経と免疫力の深いかかわり……62
⑪自律神経失調症は一目でわかる……68
⑫いちばん簡単な自律神経チェック法は「脈拍数」……73
⑬脈が少ないと？……78
⑭脈拍の急勾配も危ない……82

3章 コロナ後遺症もワクチン後遺症も自律神経の不調……89

⑮コロナ後遺症よりも深刻なワクチン後遺症……90
⑯コロナ後遺症もワクチン後遺症も「トゲトゲ症候群」……96
⑰帯状疱疹や生理不順も増えている……103
⑱トゲトゲ症候群と「歩く」ということ……109
⑲繊細な人ほど「トゲトゲ」症候群になりやすい……115

4章 腸の健康を意識しよう――腸活は脳にも効く……121

⑳腸が、脳の状態を決める……122
㉑腸には7割の免疫細胞が集まっている……126
㉒腸の状態は、うんちが教えてくれる……129
㉓便秘は腸内バランスも自律神経バランスも悪くする……135

5章　自律神経も腸も歩くだけで整う

5章　自律神経も腸も歩くだけで整う……141
㉔自律神経も腸も「歩く」が土台……142
㉕クールダウンかウォームアップか、歩く意味を意識する……146
㉖ゆっくりでも、姿勢は大事……151
㉗適度な運動が免疫力を高める……156
㉘ストレスを受け流す、ご機嫌歩行……161
㉙今こそ、歩く国民運動を……167

6章　自律神経も腸も整い、幸せになる習慣

6章　自律神経も腸も整い、幸せになる習慣……171
㉚ネバネバ食品と発酵食品で腸をきれいに……172
㉛一日一杯の味噌汁を……178
㉜長く寝ようと思わなくていい……183
㉝「怒らない」が得……190
㉞小さな変化を楽しむ……199
㉟「そこそこ幸せ」と思える時間を増やす……205
㊱これからの幸せとは……209
㊲「ほどほど」でいこう……213
おわりに……220

1章

歩く健康、忘れていませんか？

1

2年間で10年分老けた患者さん

新型コロナウイルス感染症（以下、コロナ）の流行によって、ステイホームが声高に謳われ、それを真面目に守っていた患者さんたちが久しぶりに来院されると、すっかり老けていることがよくあります。

テレビで「感染したら大変やー」とあまりに煽るので、怖くて外出できなかった、病院に行くとコロナがうつるんじゃないかと思うと行けなかった……など、通院を中断されていた方が少なからずおられました。その方たちがほぼ2年ぶりに診察室に現れると、みんなヨボヨボになっているのです。

筋肉が削げ落ち、背中が丸くなり、シルエットがおじいさん、おばあさんに。2年しか経っていないのに、10年ぐらい経ったかのような、すっかり別人になっている方がたくさんおられます。

あるいは、診察室に歩いてこられる方はまだいいほうかもしれません。「通院ができなくなったから在宅医療をお願いします」と依頼されることもしばしば。そして患者さんのご自宅に伺うと、2年前には普通にクリニックに通われていた方が、ほぼ寝たきりの生活になっていて、慌てて介護保険の申請を始めるということも多々ありました。

こうした方たちは、コロナというより、コロナを煽るメディアによる情報災害の犠牲者です。

認知症の人も増えています。もともと認知機能が低下していた人がさらに悪化したり、コロナ以前は普通だった人が認知症になってしまったり。このことは新聞でも報じられています。

日経新聞の2022年6月25日付の朝刊に「高齢者の認知機能低下　コロナ下8割の施設で確認」という記事が載りました。広島大学などの研究グループの調査結果を紹介したもので、特別養護老人ホームや認知症グループホームなどの高齢者施設にアンケートを行ったところ、8割の施設が「認知機能の低下が見られた」と回答した、と。なおかつ「身体活動量の低下」や「興味・関心、意欲の低下」「歩行機能の低下・転倒」も増えており、いずれもコロナによる行動制限の長期化が要因だろうと分析されています。

私にしてみれば、こうなることは初めからわかっていたじゃないか、と悔しくてなりません。閉じこもっていれば、体も心も頭も衰えます。だから、「ステイホームじゃなくて、ステイホームタウンにしよう。そして、ホームタウンを歩いてね」と、壊れたテープレコーダーのように繰り返し言い続けてきたのです。

閉じ込められるとストレスになる

要介護や認知症というと、高齢者の問題と思われるかもしれませんが、情報災害の犠牲になっているのは高齢者だけではありません。若い人も、在宅勤務が増えたり、飲みにも遊びにも行かなくなったり、友人と会う機会も減ったりして、閉じこもりがちな生活になった結果、生活習慣病を悪化させる人、メンタル不調に陥る人が増えています。

コロナが流行しはじめた2020年の5月、私は自分のブログにこんなふうに書いていました。

1ケ月以上、真面目にステイホームしていたらどうなるか。驚くくらい衰弱する。

・体重の増加　・糖尿病の悪化　・血圧の上昇　・筋肉の萎縮　・転倒、骨折
・認知機能の悪化　・周辺症状の増悪　・不眠　・昼夜逆転
・うつ　・「コロナかも」というとらわれ　・過換気症候群　・不整脈
・帯状疱疹　・微熱の持続　・脳梗塞…

これらを、「ステイホーム症候群」と勝手に呼んでいる。
毎日、患者さんに「歩け、歩け」と何十回も叫んでいる。
コロナ感染よりも「ステイホーム症候群」のほうが数百倍多い。
なかには、「ステイホーム症候群」のほうで命を落とす人がいる。

残念ながら、2年半前に予想したことはまさに現実となり、多くの方がこうしたステイホーム症候群に陥っています。しんどい、やる気が出ない、不安がある、眠れないといった、なんとなく体調不良な方が日本中で増えています。

出歩かなくなることで足腰が弱る。体重が増えて肥満になって、すべての生活習慣病が悪化する。加えて、私たちの心身に悪影響を及ぼしているのが、長引く自粛生活によってたまったストレスです。ストレスが交感神経を持続的に興奮させて、万病のもととなっているのです。

久しぶりに診察室に来られた患者さんの脈を測ると、みんな脈拍が速い。交感神経が高ぶって、脈拍数が高くなっているのです。脈拍を診ると、その人の〝ステイホーム度〟がわかります。脈拍が上がっていると「ああ、ずっと閉じこもっていたんだな」と想像がつくのです。

家の中に閉じこもっていること、移動しないこと自体がストレスのもとになっています。たとえば、「今日は休日だからちょっと家でのんびりしよう」などと、自分の意思で何もしないならまだしも、外出したいのにできない、あるいは「コロナが怖い」と家の中に閉じこもるのは、大きなストレスになります。しかも、家の中では、そのストレスを発散する場もありません。

動物も狭い檻に閉じ込められると、ストレスから異常行動が出たり、衰弱して死んでしまったりします。人間だって同じです。人間も動物ですから、動くことが基本。動くものが動かなくなったら死んでしまいます。なぜかといえば、動けないことがストレスになって交感神経を高ぶらせるからです。

人間社会では、悪いことをすると牢屋に放り込まれます。これは、移動の自由を奪われて、拘禁ストレスを与えられるという罰なのです。軽い犯罪の場合、執行猶予がついて「動いてもいいけれど見張りをつけるぞ」となりますよね。つまり、自由に動けることは人間の基本、動物の基本なのです。

だから、ステイホームなどといって、移動の自由、歩き回る自由を奪うことは本当に体に良くありません。多くの人が思っている以上に、悪影響があります。

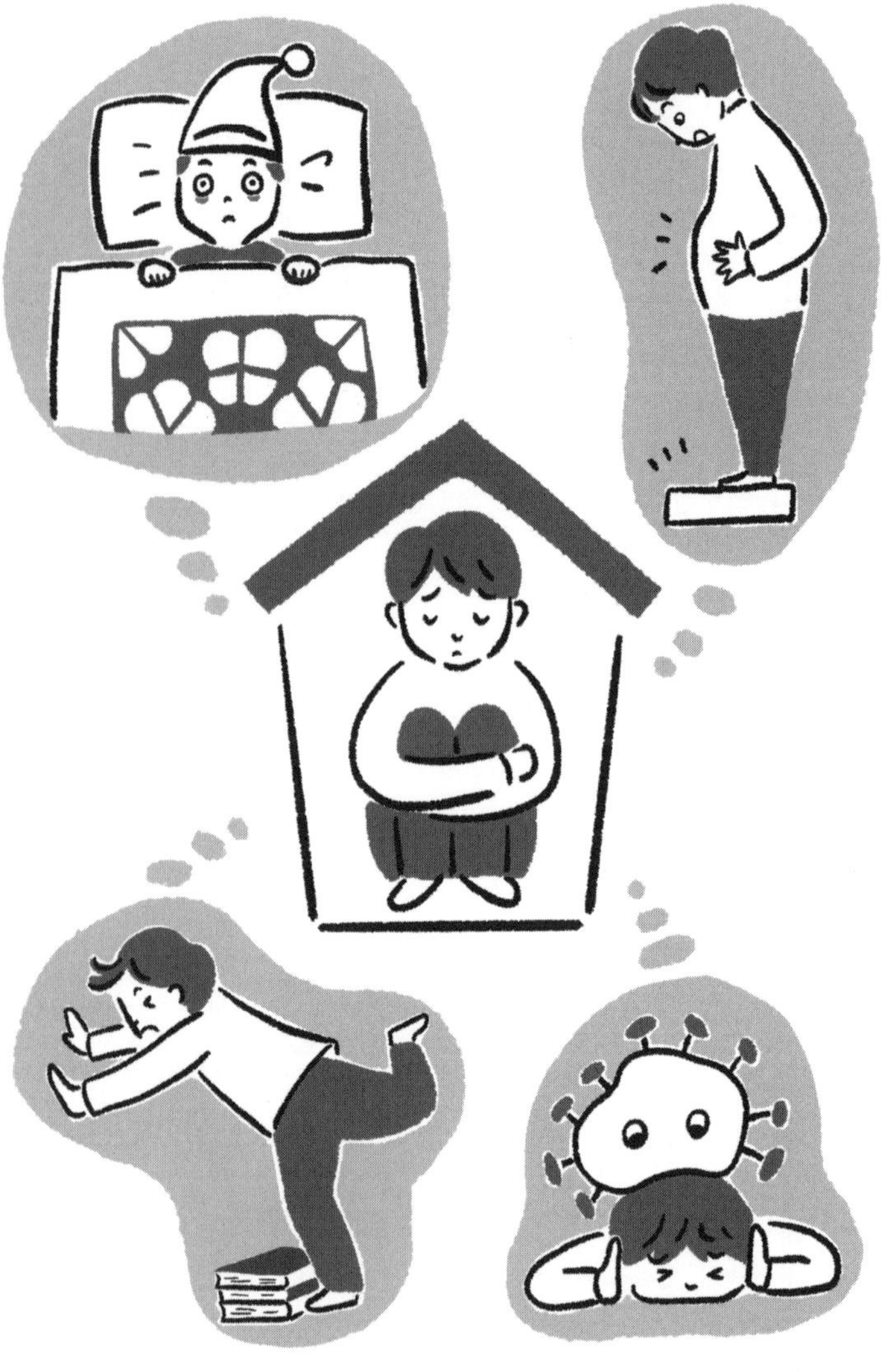

拘禁ストレスは
交感神経を興奮させて、
糖尿病、高血圧、不眠、うつ、不整脈
……万病のもと。
自由に動くことは人間の基本、
と心得よう。

2 マスク生活がオーラルフレイルを招く

日本では、マスク生活も相変わらず続いています。家の中で一人しかいないのにずっとマスクをしている人、車内は一人にもかかわらず運転中ずっとマスクをしている人など、いったい何のためのマスクなのか、不思議でなりません。

さらに、家族全員がコロナ陽性になったにもかかわらず、それぞれ別々の部屋にこもって過ごし、ずっとマスクをしている家庭もありました。これもまた、意味がわかりません。

私の場合、患者さんを診察するときには、必ずマスクを外してもらって口の中を見るようにしています。というのは、長引くマスク生活によって、口腔内も衰えている人が多いのです。

過剰な自粛生活によって、運動機能や認知機能が低下した人が増えていることは、すでに伝えました。このように、心身が虚弱になってヨレヨレした状態のことを「フレイル」

といいます。その〝お口版〟がオーラルフレイルです。自粛生活（マスク生活）は、フレイルだけではなく、オーラルフレイルも増やしているのです。

まず、マスクを着けていると酸素を十分に吸えず、呼吸が浅くなり、唾液の分泌量も減ります。なおかつ、自粛生活でたまったストレスにより免疫機能が低下しているので、口腔内では細菌やウイルスが劇的に増加。カンジダなどのカビまで生えることがあります。

また、「どうせマスクで隠れるから」と、歯磨きが疎かになっていませんか？　見た目を気にする若い女性でも、歯を磨かない人が増えています。さらに、コロナ禍で歯医者通いをやめた人も少なくありません。つまり、口の中の手入れを怠る人が増えているのです。その結果、口腔内は大変なことになっています。自粛生活を続けている人はみんな舌が白いのです。つまり、細菌やカビがべったり付着している状態です。

口の中の状態が悪くなると、噛む力、飲み込む力が弱まり、唾液もさらに出にくくなります。これがまさにオーラルフレイルの症状で、さらに、オーラルフレイルになると増えるのが「誤嚥性肺炎」です。誤嚥性肺炎とは、食べ物や唾液が間違って気管に入り、その際に一緒に飲み込んでしまった細菌が気管から肺に入り込むことで起こる肺炎のことです。

この誤嚥性肺炎が、実際、非常に増えているのです。厚生労働省の統計によると、誤嚥性肺炎で亡くなった人は、2019年には約4万人だったのが、2020年には約4万3千人に、2021年には約4万9千人に増えています（厚労省「令和2年・3年人口動態統計〈確定数〉の概況」より）。

オーラルフレイルになると食べる量が少なくなるので、全身のヨレヨレ状態であるフレイルにつながり、フレイルになると動かないためにさらに食欲がなくなってオーラルフレイルを助長する……と、お互いに悪影響を与え合います。

岸田総理は2022年の秋になってようやく「屋外では原則、マスク不要」と発言しましたが、そんなの当たり前でしょう。「雨の日には傘をささなくていいですよ」と言っているようなものです。

マスク生活で口の中の衰えを少しでも感じている人は、ぜひ歯科にかかってください。健康長寿をめざすなら、定期的に歯医者でプロによるお手入れをしてもらうことは欠かせません。大事な健康習慣です。

マスク生活、いつまで続けますか？
唾液が減って、
カビや細菌が増えて
舌は真っ白に。
マスクを取って外を歩こう。

3 超過死亡の本当の原因は何か

日本人の平均寿命は年々延び続けていましたが、２０２１年に、10年ぶりに前年を下回りました。男女ともに平均寿命が短くなったのです。

また、死亡数も増えています。そもそも高齢化によって、亡くなる人は毎年少しずつ増えていましたが、その想定を超えて増えているのです。

コロナ前の２０１９年の死亡数は、１３８万１０９３人。

コロナの流行が始まった２０２０年は、少し減って１３７万２７５５人に。

そして２０２１年には、なんと１４３万９８５６人に。

２０２１年は、前年に比べて6万7千人も死ぬ人が増えたのです。この増加数は、東日本大震災が起こった２０１１年を上回り、戦後最大です。

さらに２０２２年はというと、現時点ではまだ7月までのデータしか出ていませんが、

1月から7月までの合計がすでに前年の同時期よりも5万人以上多いとの結果が出ています。例年に比べて死亡数の多かった2021年を上回る勢いで、2022年は死亡数が異常に増えているのです。

何事にも揺らぎはあるので、年によって死亡数が増減することはあるでしょう。でも、今の超過死亡は自然の揺らぎを超えています。コロナ前に比べて超過死亡が増えていることは間違いのない事実です。

気になるのは、なぜこんなにも死亡数が増えているのか、その原因です。

原因の一つはコロナによる死亡数で、これは2万〜3万人ほど。ただ、どこまでが本当にコロナが原因なのかは、あいまいです。

そして、コロナ死よりも圧倒的に多いのが、自粛によるフレイルや寝たきり、老衰、誤嚥性肺炎の増加。あるいは自殺の増加です。コロナによる死亡よりも、ステイホーム症候群によって命を落とす人のほうがよほど多いのです。

そのベースには、大きく二つの問題があると私は考えています。

一つは、過度な自粛によって交感神経を高ぶらせて自律神経の働きが落ちていること。

もう一つは、自律神経機能と表裏一体の関係にある免疫力が低下していることです。

だからこそ、この本では、「自律神経」と、免疫細胞の7割が集まる「腸」を二本柱に、歩く健康法を伝えていきたいと思います。

自助とは、自分自身の自律神経を見直すこと

ところで、先日、『夜明けまでバス停で』という映画を観ました。私の著書が原作となった『痛くない死に方』の監督でもある高橋伴明監督がメガホンを取ったもので、実際にあった事件をモチーフにした映画です。実は、私もこっそり出演しています。

渋谷区のバス停で寝泊まりをしていたホームレスの女性が、明け方、近隣の住民に殴打されて命を落とした。その事件が起きたのは、2020年の秋でした。その女性はコロナによって仕事と住まいを失い、運行を終えたあとのバス停で一人ひっそりと夜を明かしていたのです。

コロナ禍で社会活動が大きく制限されたことに加えて、円安や物価高が追い打ちをかけ、

貧困と孤独が増えています。このままの社会情勢が続けば、貧困も孤独も増える一方でしょう。貧困も孤独もコロナ前から問題になっていましたが、コロナ禍が拍車をかけたことは間違いありません。

そうすると、ますますストレスを抱え、自律神経の機能が乱れる人が増えるのではないか、と心配しています。

国は、「自助・共助・公助」を順番に掲げています。自助とは自分でがんばること。共助はお隣さんを助けること。そして公助は国の制度です。

以前に高橋伴明監督と対談でご一緒したとき、彼は「逆だろう。公助・共助・自助の順番じゃないか！」と怒っていました。どんなに自分でがんばってもどうしようもない人が現実にたくさんいて、もう死ぬしかないような状況に追い込まれているじゃないか、と。

高橋監督は弱い者の味方なので、そういうふうに言っていましたが、私の町医者としての視点は少し違います。自助の力は、多くの人が想像している以上に大きいからです。私のいう自助とは、自分自身の自律神経機能を改善すること。その有力な方法であり、誰もが無料でできるのが、歩くことです。

超過死亡の正体は、
コロナよりもコロナ関連死。
過度な自粛が免疫能低下、
フレイル、寝たきり、老衰、
誤嚥性肺炎、自殺を増やしている。

4　生活習慣病も、弱った足腰も、認知機能も歩くことで良くなる！

高血圧や糖尿病、脂質異常症などの生活習慣病も、うつ病や不眠症、がん、認知症、腰や膝の痛みなども、ほとんどの病気は歩くことで改善します。歩くだけですっかり治ることも多いのです。もちろん予防にもなります。

それぞれの病気に対する歩くことの効果は、第1弾の『病気の9割は歩くだけで治る！』に詳しく書いたので、ここではエッセンスだけ紹介しましょう。

まずは生活習慣病と歩くことのかかわりから。

生活習慣病で肥満の人は、痩せればすべて解決します。こう断言できる原点は、はるか40年前の研修医時代の経験にあります。

当時、ダイエット目的で「肥満入院」した患者さんの担当になったことがありました。

肥満入院では、体重が１００キロ前後あり、そのために血糖値や血圧といった数値が悪くなっている患者さんが入院され、４週間ほどかけて体重を減らしていきます。

その治療の一環としてまず行うのが、カロリーを段階的に減らしていくこと。そして同時に、エルゴメーターを使って自転車こぎの運動を毎日してもらいました。

すると、みるみる体重が減っていくとともに、血糖値も血圧もコレステロール値も尿酸値も見事に良くなっていったのです。「痩せるってすごいな」と実感した出来事でした。

単純に体重を落とすだけであれば、ただ食事を減らせばいいでしょう。でも、リバウンドに気をつけつつ、なおかつ、筋肉量を落とさずに痩せることは案外難しいものです。食事を減らすだけのダイエットは続かないので必ずリバウンドします。しかも筋肉が落ちれば、かえって太りやすい体になります。

そのため、ダイエットには体を動かす、歩くことが欠かせないのです。

歩けば、筋肉・骨から〝若返りホルモン〟が出る！

歩くことは、もちろん筋肉や骨を丈夫にする効果もあります。年を重ねるごとに筋肉は減り、骨密度も低下します。筋肉量も骨密度もピークは20代。だから、30代以降の人は意識して筋肉や骨を使わなければ、筋肉量も骨量・骨密度も落ちていきます。

歩くことは全身運動なので、全身の筋肉を使います。足の筋肉はいわずもがなですが、腕を振るには胸や背中など上半身の筋肉を使いますし、上半身のひねりも入ります。重たい頭を支えるには、首の筋肉も使います。

また、歩けば骨にも適度な刺激がいきます。骨というのは「つくる人＝骨芽細胞」と「壊す人＝破骨細胞」がいて、壊してはつくり、つくっては壊すことを繰り返しながら、日々刻々と生まれ変わっています。

歩けば、重力と振動という二つの刺激が骨に伝わります。その刺激が、骨の生まれ変わりを促し、骨を丈夫にするのです。

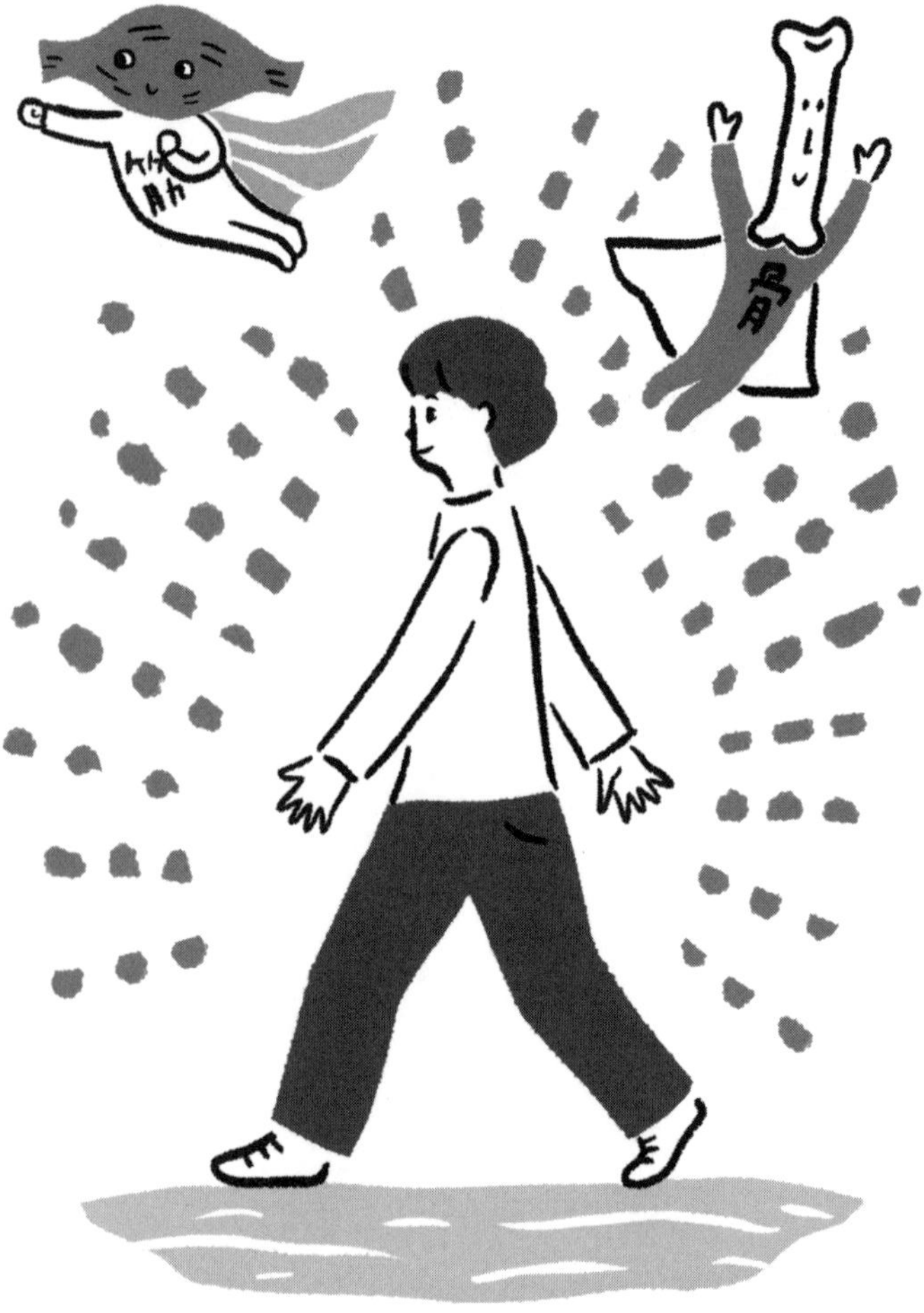
筋
骨

さらに、**筋肉からは「マイオカイン」、骨からは「オステオカルシン」と「オステオポンチン」**というホルモンが出ていることもわかってきました。筋肉や骨からホルモンが出ているなんて不思議に思われるかもしれませんが、これらの健康効果が次々と報告され、注目が高まっているのです。

マイオカインは筋肉から出るホルモンの総称で、全身の臓器や組織とコミュニケーションを取り、心身の若返りにかかわっていることがわかっています。

オステオカルシンとオステオポンチンは、どちらも、骨をつくるほうの骨芽細胞が出しているホルモンです。オステオカルシンには、脳の海馬に働きかけて記憶力を上げる、男性ホルモンのテストステロンを増やして、やる気や筋力、精力を高めるといった作用が、オステオポンチンには免疫力を高める作用があることがわかってきています。

筋肉から出るマイオカインも、骨から出るオステオカルシンとオステオポンチンも、筋肉や骨を使うことで分泌が増えるので、やはり歩くこと、体を動かすことが大事です。

歩くと筋肉や骨から若返りホルモンが出る。そう思うと、歩くことがますます楽しくなるのではないでしょうか。

脳にもトリプルの効果

　歩くと、認知機能も良くなります。

　日本では認知症の人が増加しています。特にコロナ禍以降は、その増加が加速しています。長期間の自粛生活が、高齢者の認知機能を著しく低下させているのです。

　認知機能の向上や認知症の予防にも、歩くことが欠かせません。

　歩けば、脳の血流が増えます。脳内の神経細胞は血流不足に弱いので、血流が不足すると、エネルギーが不足して脳の機能が低下します。歩くことで全身の血流を上げ、脳の血流も増えれば、頭の回転も良くなります。

　また、歩くと、脳の神経細胞も増えます。脳の神経細胞は、加齢とともに減っていくばかりではなく、いくつになっても新しい神経細胞がつくられることがわかっています。このときに必要なのが、「**脳由来神経栄養因子**（ＢＤＮＦ）」というもの。これが新たな神経細胞を生み出すように促してくれるのです。

　このＢＤＮＦを増やすのに有効なのが、歩くといった運動なのです。薬や注射ではＢＤ

ＮＦは増やせません。運動、特に有酸素運動が、ＢＤＮＦを増やすいちばん効果的な方法です。

さらに、先ほど、歩くことで骨からオステオカルシンというホルモンが出れば、脳の海馬に働きかけて記憶力を上げる作用をもたらすことを紹介しました。

ですから、歩くことは、脳の血流を増やす、ＢＤＮＦを増やして脳の神経細胞を増やす、オステオカルシンが脳の海馬に働きかけるというトリプルの効果で認知機能を高めてくれるのです。

次のページの表は、東京都健康長寿医療センター研究所の青柳幸利先生らが行った大規模調査（中之条研究）で明らかにされた、一日の歩数と病気予防の関係です。たとえば、一日４０００歩、そのうち5分は早歩きをすれば、うつ病を予防・改善できる可能性がありますよ、ということ。あくまでも目安なので、「高血糖を改善するには、一日９０００歩、歩かなければ！」などと、この数字にとらわれる必要はありませんが、歩くことで、これだけ多彩な病気を予防・改善できるということです。

●一日の歩数と病気予防の関係

予防・改善できる可能性のある病気	一日当たりの歩数	早歩きの時間
寝たきり	2000歩	0分
うつ病	4000歩	5分
要支援 認知症 （血管性認知症、アルツハイマー病） 心疾患（狭心症、心筋梗塞） 脳卒中（脳梗塞、脳出血、くも膜下出血）	5000歩	7.5分
がん （結腸がん、直腸がん、肺がん、乳がん、 子宮内膜がん） 動脈硬化 骨粗鬆症 骨折	7000歩	15分
サルコペニア（筋減少症） 体力の低下 （特に75歳以上の下肢筋力や歩行速度）	7500歩	17.5分
高血圧症　糖尿病　脂質異常症 メタボリックシンドローム（75歳以上）	8000歩	20分
高血圧（正常高値血圧） 高血糖	9000歩	25分
メタボリックシンドローム（75歳未満）・肥満	10000歩	30分

生活習慣病も、筋肉や骨、
脳の健康も
歩くことですべて解決！
こんな〝万能薬〟を使わないなんて
損やで、損！

5 自律神経も腸も、歩くことで整う

先ほどの項目では、ほとんどの病気が歩くことで良くなるということを伝えましたが、もう一つ、いろいろな病気に共通しているポイントがあります。

それは、自律神経が介在していることです。

私は町医者として内科全般の患者さんを診ていますが、内科で診る病気は、高血圧や糖尿病、胃潰瘍、過敏性腸症候群など、よくある病気だけでも多岐にわたります。

いずれも生活習慣病と呼ばれますが、実は正確にいうと、生活習慣の乱れによって自律神経のバランスが乱れるから病気になるのです。生活習慣病は自律神経の乱れが介在している〝自律神経病〟でもあることを知っていただきたいと思います。

たとえば、ストレスフルな生活をしていると、交感神経が緊張している状態になります。

そうすると、血管が収縮し、アドレナリンなどのホルモンが副腎から出て、血圧が上がったり、血糖値が上がったりする。だから、高血圧、高血糖、糖尿病になるのです。

胃潰瘍もストレスなどで自律神経の働きが乱れたときに起こることは同じです。食べ物が胃の中に入ると、それを消化・殺菌するために胃酸が分泌されますが、この胃酸は、胃の粘膜を溶かすほどの力があります。そのため、胃酸が分泌されるときには胃粘液というものも分泌して、胃を守っています。

この働きをコントロールしているのも自律神経なので、ストレスによって自律神経の働きが乱れると、胃粘液が胃を守る力よりも胃酸の力が上回ってしまい、胃の粘膜が傷つけられてしまうのです。

つまり、病気の大もとにはストレスがあることが多く、そのストレスが自律神経のバランスを乱して病気をつくり出しているということです。

だから、すべての大もとにあるストレスや自律神経のバランスを見直すことが肝心です。

ところが、現実はというと、血糖値が高いから血糖値を下げる薬を飲みましょう、血圧が高いから血管を広げて血圧を下げる薬を飲みましょう、胃潰瘍があるので胃酸を抑える薬を飲みましょう、あるいは、過敏性腸症候群で下痢をするから下痢止めを飲みましょう……などと対症療法に頼りがち。医者もすぐ薬で解決しようとしてしまいます。

本来、まず考えるべきは対症療法ではないのです。自律神経のバランスが悪くなっている、**多くの場合は、交感神経優位に傾きすぎていることが原因なのですから、その交感神経優位のバランスを整えてあげる必要があります。**

交感神経優位に傾いたバランスを整えるためにいちばんおすすめの方法が、歩行です。とにかく気持ち良く歩くこと。

たとえば、疲れているときにゆっくり休むのもいいのですが、ゆっくり歩行して交感神経の緊張を取るほうが、実は疲れがやわらぎます。歩行は、いちばん手軽で有効な自律神経のバランスを整えるワザなのです。

腸活の基本も食事と歩行

この本のもう一つのテーマである「腸」も、全身の健康にかかわっています。腸内バランスや腸内フローラといった言葉がすっかり一般の方にも定着し、腸内細菌のバランスを整える「腸活」はちょっとしたブームになっています。私は、この腸活ブームは一過性のものではないと思っています。

まず、腸には、体内の免疫細胞のおよそ7割が集まっています。そのため腸内バランスが良くなれば、便秘や下痢が解消されるだけでなく、体全体の免疫力が高まるのです。免疫力が高まれば、当然、感染症にも強くなりますし、アレルギーやがんなどの予防にもなります。

また、最近の研究で、生活習慣病にも腸内バランスがかかわっていることがわかってきました。腸内バランスが崩れて、悪玉菌が増えると、それらが出す毒素によって高血圧や糖尿病、動脈硬化などの病気が引き起こされるのです。

さらに、体の健康だけでなく、腸は心の健康も左右しています。**幸せホルモンと呼ばれる「セロトニン」は、実は9割以上が腸でつくられています。**セロトニンは、気持ちを前向きにしたり落ち着かせてくれたりするホルモンです。セロトニンを増やす作用を持つ薬が抗うつ剤として使われているほど、心の安定には欠かせない存在です。

腸内環境が良くなるとセロトニンも増えます。だから、腸活は心の健康にも効果的です。

では、腸活のために何をするのか。

まず大事なのは食事です。これはよくいわれますよね。腸活のためにヨーグルトを食べるなど、食べ物に気を使っている人は多いでしょう。

でも、それだけでは不十分なのです。もう一つ、忘れられがちだけれどとても大事なのが、歩くことです。

歩けばお腹がすいて、腸が動きます。

腸活というと、善玉菌を増やす食事ばかりが注目されますが、それだけではなく、腸を適切に動かすことも大事です。

実は腸の動きをコントロールしているのも、自律神経です。そのため、自律神経の働きが悪くなると、腸の動きも悪くなります。逆に、自律神経の働きが良いと、腸の動きも良くなります。

歩くことは、自律神経のバランスを整えて、さらにその自律神経がコントロールしている腸の動きも良くすることで、腸内の免疫細胞の働きを活性化させたり、セロトニンを増やしたりして、心と体を健康にするという効果もあるのです。

自律神経と腸、そして歩くことの関係については、このあとの章でじっくり説明します。

ここでは、全身の健康に自律神経と腸がかかわっていること、そしてその両方を整える一番の方法が歩くことなのだということだけ覚えておいてください。

自律神経と腸内バランスの
乱れから生じる病気は
驚くほど多い。
両方を一挙に整える方法があれば、
万病の予防に。
それは歩くこと！

2章

自律神経を意識しよう

——自律神経が全身の不調を招く理由

6 自律神経は環境に合わせて自動運転する

この章では、いろいろな病気にかかわっている自律神経について、そもそもどういうものなのか、乱れるとどうなるのか、説明していきます。

自律神経という言葉こそ、巷でも普通に聞くようになりましたが、自律神経は血管のように皮膚から透けて見えるわけではありません。一般の方は見たことがないでしょうから、いったいどういうものなのか、イメージしにくいのではないでしょうか。

私たち医者は、まず医学生時代の人体解剖実習で自律神経を直に見ます。

解剖実習では、5、6人のグループで一体のご遺体を半年かけて解剖していきます。医学部1年生のときに行うのですが、解剖実習は「これから医者になるんや」という洗礼であり、一般の人が体験できないことをやらせてもらえるという意味では医学生の特権でもあり、登竜門でもある授業です。

私はアルバイトで学費を稼いでいたので、あまり真面目に大学に通っていなかったのですが、解剖実習で生まれて初めて神経を見たときのことはなぜか妙に覚えています。「あぁ、神経って本当にあるんや」と思ったのです。特に副交感神経を取り出して見たときには、想像していたよりも太いなと驚きました。

まず神経には、「中枢神経」と「末梢神経」があります。

脳からつながって、背骨の中を通って腰まで伸びる神経の束（脊髄）を、中枢神経といいます。この中枢神経から全身に網目のように張り巡らされている神経が末梢神経です。

自律神経は、後者の末梢神経のほうにあたります。

交感神経と副交感神経がセットになって、全身をくまなく走っているのです。たとえば、血管やリンパ管にも伸びていますし、それぞれの内臓の中や脂肪、手足の奥深くにも張り巡らされています。

血管の太さが場所によって違うように、自律神経にも太いものから細いものまであり、いちばん太いものはスマホの充電器のコードぐらい。結構、太いのです。

自律神経は「自律」という字のとおり、私たちの意思とはほぼ関係なく勝手に動く神経です。たとえば、お腹がすくとグーッと鳴りますよね。腸は絶えず動いていますが、空腹になると腸が大きく収縮し、そのときにグーッと音が鳴るのです。

腸の動きをコントロールしているのも自律神経です。人前でグーグー鳴るのが恥ずかしいと思っても、腸の動きを止めることはできません。「動くな」と念じても、自分の意思ではどうにもならないのです。

あるいは、自律神経には心臓の収縮力を強めたり弱めたりして心拍数を調節する作用もあります。「脈を速くしよう」と思ってもできませんよね。逆に、ゆったり脈を打とうなんて思ってもできません。

インドで修行したヨガの達人などは、自分の意思で脈を遅くしたり、止めたりできるそうなので、自律神経も多少はコントロールが利くようです。しかし、基本的には自分の意思とは無関係に勝手に動いています。例えるなら、エアコンの自動運転のようなもの。設定よりも室温が高くなれば、勝手に冷房が強まり、適温になれば弱まったり止まったりする。自律神経もそのように体内外の環境に合わせて自動運転しているのです。

人間の体には「ホメオスタシス（恒常性）」といって、周りの環境の変化にかかわらず、体内を一定に保つ仕組みが働いています。その中心を担っているのが、自律神経です。

わかりやすい例が、体温調節。私たちの体温は常に36〜37℃程度に保たれていて、37・5℃以上となると「熱がある」といわれます。これを誰が調節しているのかといえば、脳の視床下部というところにある体温調節の中枢から指令を受けた自律神経です。

寒いときには末端の血管を収縮させて熱が外に逃げないようにしたり、全身の筋肉を震えさせて熱をつくり出したりします。逆に暑いときには、末端の血管を広げて熱を外に逃がしたり、汗腺を刺激して汗を促したりして、体温を下げます。

この「血管を収縮させる・広げる」「筋肉を震えさせる」「汗を促す」のも、自律神経が行っています。自律神経が自動で働いて、体温が一定になるよう調節しているのです。体温に限らず、血流や呼吸、消化など、体の機能を一定に保つために、自律神経は24時間休みなく働いています。

体内が一定に保たれるのは、
環境に合わせて自動運転する
自律神経が、
体温、血流、呼吸、消化を
ほどよく調節しているおかげ。

7 コントロールはできないが、バランスは変えられる

自律神経には、交感神経と副交感神経があります。

交感神経はアクセル、副交感神経はブレーキによく例えられます。あるいは、交感神経は緊張、副交感神経はリラックスと言い換えてもいいでしょう。いずれにしても、交感神経と副交感神経は反対の作用を持ちます。

交感神経と副交感神経は、シーソーのような関係。常にどちらかが優位になっています。交感神経が優位になっているときには、血管は収縮し、血圧や心拍数が上昇。筋肉も緊張して、体はアクセルがかかっている状態に。

副交感神経が優位になっているときには、血管は緩み、血圧や心拍数は下がって、筋肉も緩みます。胃腸の動きが活発になるのは副交感神経優位のときで、消化や排泄がスムーズに行われるのはリラックスしている副交感神経優位のときです。

このように人間は、アクセルとブレーキの両方をうまく使いながら、一定速度で走れるよう、運転しているわけです。といっても、自律神経なので、自分たちのあずかり知らぬところで体が勝手にやってくれているのですが。

たとえば睡眠中も、実は血圧や脈拍、血糖値などは一定ではなく、変動しています。上がったり下がったりしていて、それも交感神経と副交感神経が調節してくれているのです。特に朝方になると体は起きる準備をしなければいけないので、コルチゾールというホルモンが分泌されて、交感神経が呼び起こされます。そうすると、寝ている間に下がっていた血圧や脈拍が少し上がり、目が覚めるのです。

基本的には、日中の活動時には交感神経が優位になり、睡眠時や休憩時には副交感神経が優位になります。

ちなみに、人間だけでなく、犬や猫やライオンも、すべての動物が交感神経と副交感神経から成る自律神経を持っています。動物は移動しながら生きているので、雨に降られたり、水の中に入ったり、季節が変化したり、いろいろな環境に適応しなければなりません。

●交感神経、副交感神経の働き

交感神経優位		副交感神経優位
速くなる	心拍	遅くなる
収縮する	血管	拡張する
分泌抑制	涙腺	分泌促進
分泌抑制	唾液腺	分泌促進
分泌	汗腺	抑制
動きが鈍くなる	胃腸	動きが活発になる
緊張する	筋肉	弛緩する
膀胱の筋肉は緩み 出口の筋肉は締まる （ためる）	膀胱	膀胱の筋肉は締まり 出口の筋肉は緩む （出る）

環境の変化に対応するためには、体内環境を自律的に調節する仕組みがやっぱり必要だったのでしょう。

自律神経は交感神経と副交感神経がシーソーのようにバランスを取りながら働いているわけですが、それをコントロールしている司令塔は脳にあります。脳の視床下部というところが司令塔となって、「今は交感神経優位に」「今は副交感神経を優位に」とシーソーを切り替えているのです。

その脳の司令塔は、私たちの意思とは無関係に自律的に判断してくれているので、私たち自身が自律神経をコントロールすることはできません。

エアコンのリモコンのように、自動運転から手動運転に切り替えることはできないのです。

でも、交感神経優位に傾きすぎているバランスを戻す、副交感神経優位に傾きすぎているバランスを戻すなど、バランスを変えることはできます。自律神経は自分の意思でコントロールできないからといって、その働きが悪くなったときに何も手立てがないわけではないのです。

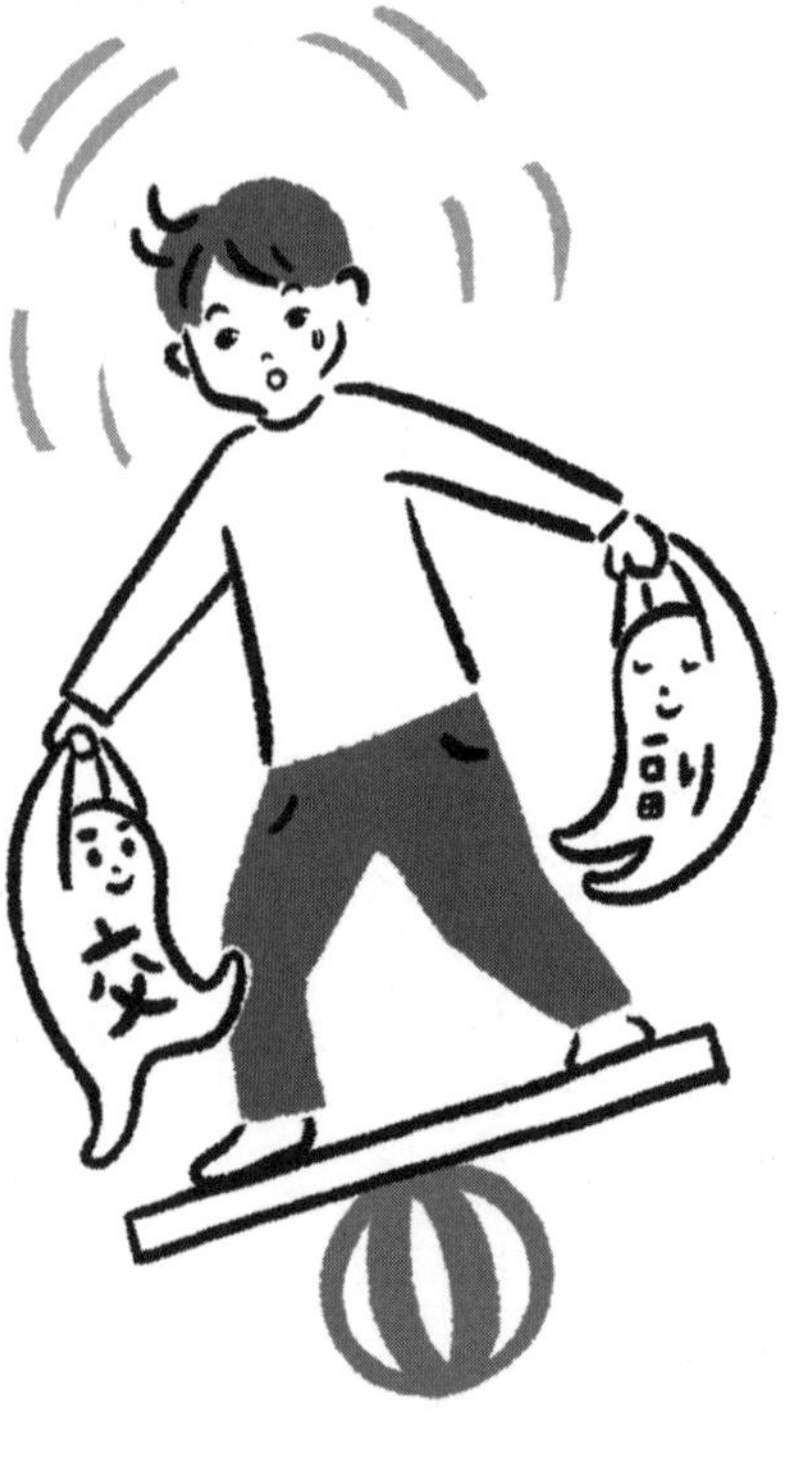

自律神経は
私たちのコントロール外だが、
アクセルとブレーキのバランスは
自力である程度は変えられる。

8 自律神経のバランスを崩すと……

自律神経は交感神経と副交感神経の両方がしっかりバランス良く働くのが、良い状態です。活動時には交感神経が優位になり、休息時には副交感神経が優位になるというように、一日の間でメリハリがあるのが理想的。

ところが、ストレスフルな生活をしていると、交感神経が緊張している状態が続き、過度に交感神経が優位になり、副交感神経の働きが悪くなってしまいます。その結果、血圧や血糖値が上がり、さまざまな病気や不調を引き起こしてしまうのです。

交感神経が高くて副交感神経が低い人は、よく「A型人間」といわれます。これは血液型のA型ではありません。せっかちで攻撃的、イライラしやすいタイプのことで、交感神経優位に傾いているので、血流が悪くなって、心筋梗塞や脳卒中などを起こしやすいといわれています。政治家に多いのが、このタイプです。

では、副交感神経のほうが高ければ良いのかというと、そうではなく、大事なのはバランスです。副交感神経優位に傾いている人は、のんびりしすぎている人で、喘息やアトピーなどのアレルギー疾患、リウマチや膠原病などの自己免疫疾患になりやすいといわれます。

また、交感神経と副交感神経のバランス云々の前に、両方の働きが低下している人もいます。これも、やはり良くありません。ぐったりと疲れている人、重度のうつ病の人、寝たきりの人がこのタイプです。

自律神経の状態によって次の４つのタイプに分かれます。

①交感神経と副交感神経の両方がしっかりバランス良く働いている
②交感神経が高くて、副交感神経が低い
③副交感神経が高くて、交感神経が低い
④交感神経も副交感神経も働きが落ちている

当然、①が理想で、②③④は自律神経のバランス、働きが乱れている状態です。

自律神経の働きを高めるには、自分がどのタイプに当てはまるのかを意識することが、最初のステップです。

自律神経のバランスは、時間と程度

自律神経は、一日の間、あるいは一週間、一カ月の間で交感神経が優位になったり副交感神経が優位になったりして交互に入れ替わりながらバランスが取れていればいいのですが、交感神経ばかりが高まっている人、逆に副交感神経ばかりが高まっている人がいます。
たとえば、ストレスの多い人は交感神経優位にどうしても傾いてしまうわけですが、大金持ちで何もしないで遊んで暮らしているような人は、逆に副交感神経優位の時間ばかりになります。それも病気のもとなのです。

自律神経のバランスで大事なのは、一つは日内変動です。交感神経優位になる時間と、副交感神経優位になる時間がバランス良く取れていること。日中は交感神経優位で、夜間は副交感神経優位に切り替わるのが、正常なリズムです。

オンもオフもなく、一日中仕事をしていると過労死してしまうのは、交感神経ばかりが優位になっているからです。

また、程度も大事です。たとえば、歌手やスポーツ選手は、本番中の1、2時間は交感神経が極度に高ぶってアドレナリンが出まくっています。

私事ですが、実は先日、お恥ずかしながら一週間に2回のライブを行いました。講演ではなく、歌のライブです。素人ですから余計に緊張もしますし、力の配分がわからないので、ステージ上で死なないようにしようということだけを気をつけていました。実際、ステージ上で心臓発作や脳卒中などを起こして亡くなったアーティストはたくさんいるのです。ライブに備えてカラオケボックスにこもって練習も行ったのですが、5時間も歌い続けていると、疲れる前に死にそうになります。交感神経が高ぶった状態が続くので、心拍数が上がったままになって不整脈が出てくるのです。

ですから、日中は交感神経優位の時間とはいえ、どちらか一方があまりにも強く働きすぎるのも良くありません。自律神経のバランスは、時間と強さ（程度）の両方が大切です。

交感神経優位人間は、
心臓病を起こしやすい。
副交感神経優位人間は、
アレルギーや自己免疫疾患に。
両方低下すると、
重度の疲労、うつ状態に。

9 痛みにも自律神経のアンバランスが隠れている

20年ほど前、作家の夏樹静子さんの『椅子がこわい』という腰痛闘病記が話題になりました。想像を絶するほどの腰痛に悩まされ続けていた夏樹さんが、整形外科をハシゴし、鍼灸や温泉療法、祈祷などありとあらゆるものを試し、それでも治らず、途方に暮れていたら、ある心療内科医に出会い、心身症だと言われた。しかも、「あなたの大部分を占めている夏樹静子の存在に病気の大もとの原因があると思います」「夏樹静子を捨てなさい」と言われ、夏樹静子と決別することを決めたら、嘘のように痛みが消えた、という話です。

なんとも不思議な話ですが、原因不明の治らない痛みが心因性のものだったということは珍しくありません。ここにも、自律神経がかかわっています。

そもそも、痛みと自律神経には深いかかわりがあるのです。

腰痛に限らず、「痛い」「痛みが取れない」といって医者にかかると、ほぼ自動的に痛み止めを処方されます。でも、実は交感神経が優位になりすぎることで痛みが取れなくなる、痛みが生じることがあるのです。

交感神経が高ぶると、血管が収縮するので血流が悪くなります。長時間血流が滞ったままになると、末端の血流不足に陥った部分から痛みを引き起こす物質が分泌されてしまうのです。

しかも、痛みがあるとストレスになりますよね。だから、ますます交感神経は高ぶったままに。そうして、交感神経の高ぶりが痛みを生み、痛みが交感神経を高ぶらせ、痛みが取れなくなるという悪循環に陥るのです。

だから、痛みの治療で大事なことは、高ぶった交感神経を鎮めて副交感神経優位にしてあげること。それが本来の治療の基本です。

副交感神経優位にするとは、リラックスすること。痛みを感じるときほど、マッサージやアロマセラピー、鍼灸、半身浴、音楽、瞑想など、自分が心地よいと感じることをして、体をリラックスさせることが何より大切です。

自律神経のバランスの乱れから
生まれる痛みもある。
好きな音楽や好きな香りで
リラックスタイムを持とう。

10 自律神経と免疫力の深いかかわり

細菌やウイルスなど外部の侵入者から体を守る仕組みが、免疫です。強いストレスが続くと、免疫力は下がります。このことは、みなさんなんとなくわかると思います。

ではなぜストレスによって免疫力が下がるのかといえば、これも自律神経がかかわっています。ストレスで自律神経のバランスが乱れるから、免疫力が下がるのです。

体内で免疫を担う細胞が、血液に含まれる白血球です。白血球には、いろいろな種類がありますが、主に「顆粒球」と「リンパ球」に分かれます。

顆粒球の代表が「好中球」。これは体内に入ってきた病原体を捕まえてパクパク食べてくれる食細胞の一種です。

リンパ球には「NK（ナチュラルキラー）細胞」や「T細胞」「B細胞」があります。NK細胞は、体中を常にパトロールしながら、ウイルスに感染した細胞やがん細胞を見つけ出してはやっつけてくれるので、天然の殺し屋（ナチュラルキラー）と呼ばれています。T細胞とB細胞は、チームをつくって病原菌などの異物を攻撃・排除しています。

ここで大事なのが、顆粒球（好中球）とリンパ球の割合です。多くの人は、顆粒球とリンパ球の割合は「6対4」ぐらい。顆粒球のほうがやや多め。

ところが、交感神経ばかりが高ぶって、交感神経優位な状態が続くと、顆粒球が増えます。白血球の中の割合が変わって、顆粒球の割合が通常よりも多くなるのです。

そうすると、動脈硬化や炎症が起こり、がんにもなりやすくなります。

先ほど、交感神経が高くて副交感神経が低い「A型人間」の人は、血流が悪くなって心筋梗塞や脳卒中を起こしやすいと言いましたが、動脈硬化が進んだ先にあるのが心筋梗塞や脳卒中です。だから、同じことなのです。

また、顆粒球が増えると、相対的にリンパ球が減ります。先ほども伝えたように、リンパ球にあたるのが、NK細胞やT細胞、B細胞です。これらの働きが免疫力を左右するので、リンパ球が減ると免疫力が落ちます。

だから、ストレスによって交感神経優位の状態が続くと、リンパ球が減って、免疫力が下がるのです。

がんも免疫力が大事

免疫力が大事な病気というと、まず思い浮かべるのがコロナやインフルエンザといった感染症でしょうか。でも、それだけではありません。結核や帯状疱疹、誤嚥性肺炎なども自然免疫が低下しているときになります。

また、がんも、「がん免疫」という言葉があるほど、実は免疫とのかかわりが大きい病気です。というのは、健康な人の体内でも、日々、がん細胞ができては消えているのです。

一日に5000個ものがん細胞ができているともいわれています。それを見つけては片っ端からやっつけてくれているのが、天然の殺し屋こと、リンパ球のＮＫ細胞です。「がん細胞対リンパ球」の見えない攻防は常に行われていて、それによって私たちの体は守られているのです。

実は、このコロナ禍でがんが増えています。新たにがんと診断される人も、がんが再発する人も増えているのです。

コロナが流行した当初、がん検診が全国的にストップした時期がありました。その影響もあるのではないかと考えられますが、それだけではなく、コロナ禍のストレスで交感神経の緊張状態が続き、リンパ球が減っていることもかかわっているように思います。

いずれにしても、免疫がかかわる病気は感染症だけではありません。免疫力が落ちると、認知症にもなりやすいこともわかってきています。

免疫力を上げるには、自律神経を意識すること。交感神経優位に傾いた自律神経のバランスを取り戻すことが肝心です。

リンパ球が増えすぎるとアレルギーになる

ところで先ほど、顆粒球対リンパ球の割合は「6対4」ぐらいが良いと言いました。なかには、この割合が逆転している人もいます。つまり、リンパ球のほうがずっと多い人もいるのです。

そういう人は、アレルギーや自己免疫疾患になりやすい。つまり、副交感神経優位に傾きすぎている人です。副交感神経が高くて交感神経が低い人は、顆粒球とリンパ球の比率が逆転して、そうした病気になりやすくなるのです。

だから、副交感神経優位の時間ばかりでも良くありません。何事も中庸が大事、あくまでもバランスが大切なのです。

交感神経優位状態が長く続くと
免疫力が下がる。
免疫が守っているのは
感染症だけではない。
がんも認知症も、実は免疫が大事。

11 自律神経失調症は一目でわかる

自律神経といえば「自律神経失調症」という言葉を耳にすることがあると思います。これは、医者にとっては便利な病名で、便宜上、自律神経失調症という診断を書く場合も多々あります。

たとえば、うつ病ではないものの、ストレスから抑うつ状態になっている人がいるとします。ストレス性のうつ状態といわれますが、本人が「うつ」という言葉を嫌うこともあります。「うつと言われたら、会社にいられません」と言われれば、うつという言葉は使えないので代替案として自律神経失調症という診断を書く、といったことはよくあるのです。

あるいは、認知症予備軍で、気分が不安定になって認知機能が少し落ちている場合に、認知症という言葉を使うと本人のプライドを傷つけてしまうので、あえて自律神経失調症書くこともあります。

そんなふうに、いろいろなことをオブラートに包むような意味合いで自律神経失調症という病名を使うことがあるのです。

では、本来の自律神経失調症はどういう意味かというと、自律神経のバランスが崩れた状態が慢性的に続いていることです。その結果、さまざまな不調が出ていること。

日々多くの患者さんを診ている立場からいえば、自律神経失調症の人は、一目でわかります。端的にいうと、オーラがなくなるのです。

よく「あの人はオーラがある」なんていいますが、オーラは芸能人や政治家などの特別な人だけにあるわけではありません。誰にでも等しくその人らしさを表すオーラがあるものです。定期的に診ている患者さんの場合、「この人はこういうオーラの人」と記憶しているので、オーラが変わると、「あれっ?」と気づくのです。

「医者のくせにオーラなんて曖昧な言葉を使うのか」と怒られそうですが、オーラという表現がいちばんピッタリくるのです。もう少し具体的な言葉に言い換えるなら、顔の色つやや表情、声の大きさ、トーンといったものの総合でしょうか。

自律神経失調症の方は、笑顔がなくなって、顔の色つやも悪くなり、声のトーンも落ちて、全体的にオーラが薄れます。だから、診察室に入ってきてから椅子に座るまでの様子を見ていたらすぐにわかります。

また、自覚症状からセルフチェックすることもできます。左のページに、自律神経の乱れから生じがちな不調をまとめました。当てはまる症状はありますか？　該当する項目があり、それが慢性化しているようであれば、自律神経のバランスが乱れている可能性が高いといえます。5章、6章で紹介する歩行と生活習慣の見直しで自律神経のバランスを整えましょう。

ただ、すでにお伝えしたように、自律神経のバランスが崩れた結果、血糖値や血圧が高くなったり、そのほかの生活習慣病になったり、胃潰瘍や脂肪肝になったりするということを考えると、実は病院に来る人はほとんどが自律神経失調症です。自律神経のバランスが慢性的に崩れているからこそ、病気を引き起こして、病院に来ているわけです。

その意味では、何らかの病気や不調のある人は皆、自律神経失調症といえます。

自律神経失調症セルフチェック

当てはまる項目が多いほど、
自律神経の乱れが大きいと考えられます。
まずは該当する項目がどのぐらいあるか、チェックしましょう。

- □めまいや耳鳴りがする
- □立ちくらみをよく起こす
- □脈がいきなり速くなることがある
- □のどが詰まる感じがする
- □呼吸が浅い感じがする
- □手足が冷えやすい
- □肩が凝っている
- □腰痛がある
- □食欲がない
- □よく便秘になる
- □よく下痢をする
- □すぐに疲れる
- □いくら寝ても疲れが取れない
- □気候の変化に弱い
- □疲れやすい
- □やる気が出ない
- □いつも不安
- □気が散漫になりやすい
- □イライラしやすい
- □緊張しやすい
- □ストレスを受けやすい
- □集中力、決断力が落ちた気がする
- □沈んだ気分が続く

自律神経の乱れが慢性化すると
オーラが消える。
セルフチェックで、
まずは自分の自律神経の状態を
意識してみよう。

12 いちばん簡単な自律神経チェック法は「脈拍数」

自律神経失調症のセルフチェック表を紹介しましたが、実はもっと簡単な、自律神経の状態を知る方法があります。それは、脈拍です。

交感神経は心臓の拍動を強めて心拍数を増加させるので、交感神経優位になっていると安静にしていても脈拍が高くなります。脈拍が高くて良いことはありません。

毎朝血圧を測っている人はいますが、脈拍を測っている人はほとんどいないと思います。自分の自律神経の状態を知るには、まずは脈拍を測りましょう。そして、普段の脈拍を把握しておきましょう。

脈拍は血圧以上に大事です。そもそも歴史が違います。血圧の歴史はたかだか３００年程度ですが、脈拍は中国３０００年の歴史があります。ところが西洋医学が入ってきてから、日本の医学では脈拍をあまり重視しなくなりました。

生物学者の本川達雄さんが書いた『ゾウの時間 ネズミの時間』という名著があります。本川さん曰く、自然界で生きる哺乳類は、体の大きい動物も小さい動物も一生の間に打つ心拍数は一定で、心臓が15億回拍動すると寿命を迎えるそうです。たとえば、0・1秒ごとに心臓が拍動するハツカネズミの場合、2、3年で寿命を迎えます。一方、心臓が1回拍動するのに3秒ほどかかるゾウの場合、70年ぐらい生きることもあるそうです。

つまり、心拍数の多い動物は時間の進みが速く、その分、寿命は短くなる。心拍数の少ない動物は時間の流れがゆっくりで、寿命も長くなるということです。これは、人間においても同じだと思います。だから、心拍数が高くて良いことはないのです。ちなみに、心臓の拍動が体に伝わったものが脈拍なので「心拍数=脈拍数」と考えてください。

脈が速いのは、速くしなければいけない理由がある

安静時の脈拍は、1分間に60~70回がベストです。

手首で脈を取り、15秒間で何回脈を打つかを数えたら、それを4倍すると、1分間の脈

拍数がわかります。30秒間の脈拍数を数えて、2倍してもいいでしょう。脈拍数が90以上あると、良くありません。自律神経が交感神経優位のほうに乱れているということです。

100以上あればもっと危なく、110以上であれば完全な病気です。自分では治せないので、医者にかかってください。

脈が速いということは、速くしなければいけない理由があるわけです。高齢者の場合に、まず疑うのが心不全です。心臓の働きが低下すると、一回のポンプで出す血液の量が少なくなるので、その分、回数を増やして補います。だから、脈拍数が増えるのです。

若い女性であれば、まず貧血を疑います。貧血は、血液のなかでも酸素を運ぶ役割を持つ赤血球のヘモグロビンの濃度が薄くなっている状態です。酸素が十分に届かないと困るので、体はやっぱり心拍数を上げて、回数で補おうとします。

そのほか、若い人の場合は甲状腺機能亢進症やバセドウ病も疑います。

脈拍が100以上ある場合には、こうした病気が隠れているので、自分で治せる範疇を超えています。だから、「病院に」なのです。

ところで、ここまで説明したことは30歳以降の大人の場合です。

子どもは脈が速いのが普通。小学生ぐらいの子どもであれば脈拍数は90ぐらい、幼ければ幼いほどもっと速くて、赤ちゃんの場合、１２０から１４０ぐらいあります。

ただ、30歳以降は、年齢にかかわらず、脈拍数はだいたい一定で、60～70ぐらいです。だから、高いということは何らかの理由があると考えられるのです。

ちなみに、死期が近くなると、脈は速くなります。タッタッタッタッと頻脈になる。だいたい１２０ぐらいになります。終わりが近いから、死なないように心臓ががんばっているのです。また、末期のがん患者さんで、がんがあちこちに転移して衰弱してきている方も、脈が速くなります。90～１１０ぐらいでしょうか。

私は、がん患者さんをはじめ、終末期の患者さんを在宅医療でたくさん診ていますが、がんの進展度を脈拍と顔色で判定し、死期が近くなると、死期の予測を脈診で行っています。脈拍が１２０を超えてきたら余命は1週間以内。あと3日かもしれないし、1日かもしれない、余命数日というサインなのです。

自律神経の状態は「脈」に表れる。
安静時の脈が速い人は、
交感神経優位。
そのままでは寿命も短くなる。
まずは、15秒、
静かに脈を測ってみよう。

13 脈が少ないと？

脈は遅いほうが良い、と書きました。なかには脈拍が極端に少ない人もいます。

たとえば、マラソンのQちゃんこと高橋尚子さんは、現役時代には安静時の脈拍数が30台だったそうです。また、スピードスケートの小平奈緒さんも現役時代のインタビューで、ふだんの脈拍は30台だと語っていました。

こうした人のことを「スポーツ心臓」といいます。

スポーツで鍛えられて、心臓が大きくなり、少ない回数で血液循環がまかなえるようになった状態です。つまり、心臓をそんなに動かさなくても生きていけるので、脈拍数が少なくてすむのです。

Qちゃんにしても小平さんにしても、30台というのはかなり特殊な例ですが、それだけ心臓が丈夫で、なおかつ、超・副交感神経の機能が高いことを意味します。

では、脈は遅ければ遅いほうが良いのかというと、一般の人で30台だと、「徐脈性不整脈」といって問題です。アスリートのように、心臓が鍛えられているから少ない回数でまかなえているのではなく、脈拍が少なくなりすぎて全身に十分な酸素を行き渡らせることができていない可能性のほうが高いからです。

なかには、脈拍数が10台という人も。そこまで下がると、ふらついて立っているのも精いっぱいになります。すぐに病院へ行ってペースメーカーを入れる必要のある状態です。

ですから、30歳以降の一般の方であれば、60台から70台あたりがいちばん良いのです。

ただ、プロのアスリートでなくても、スポーツをやってきた人のなかにはスポーツ心臓で脈拍数が50台の人は結構いらっしゃいます。これは運動で心臓が鍛えられたということなので、まったく構いません。むしろ良いことです。

ただし、50を切ると、Qちゃんや小平さんのような一部の例外を除いて、徐脈性不整脈という病気が疑われるので、一度、病院にかかってください。

徐脈性不整脈を引き起こす原因はというと、いろいろな病気が考えられます。

たとえば先日亡くなったアントニオ猪木さんは、心アミロイドーシスという病気でした。これは、アミロイドという異常なタンパク質が心臓に沈着することで心臓の機能が低下する病気です。このために脈が極端に遅くなることがあるのです。

ですから、脈は遅ければ遅いほど、副交感神経の機能が高いと考えられるので良いのですが、40～50以下だと遅すぎるので、病院に行ってほしい。

自律神経の機能と脈拍数は、ほぼイコールです。

じっとしているのに脈が100以上ある、あるいは50以下であれば病気を疑います。90台の人は、不安があって交感神経優位になっているのかなと思ってください。こういう人ほど、歩くことで自律神経のバランスを整えていただきたいのです。

100台の人は、かなり不安が強くて心が病んでいます。あるいは貧血や甲状腺機能亢進症かもしれませんので、念のために医者にかかって、特に異常が見つからなければ上手に歩きましょう。

脈は自律神経を映す鏡。
遅ければ遅いほど良いが、
50を切ったら遅すぎる。
めざすは60〜70台。

14 脈拍の急勾配も危ない

脈拍が遅すぎるのも良くないのですが、基本的には高いほうが良くありません。脈拍が高い状態が長く続くと、『ゾウの時間　ネズミの時間』のように寿命が短くなる、ということを伝えました。

もう一つ、脈拍の急勾配も良くありません。つまり、急激に脈拍を上げるのは良くない。致死性の不整脈を起こすからです。

たとえば、ウォーミングアップで体を温めたあと、ジョギングを始めたら脈拍が１００から１３０に上がった。この程度の勾配であれば特に問題はありません。

でも、１００から１６０に急に上げるのは危険です。急すぎるのです。

もちろん、年齢やその人の活動性によってどのぐらい急だと危険かは変わりますが、例えるなら、鈴鹿のＦ１レースのスタート時のようなスピードの上げ方は良くありません。

実は**日本では年間2万人ほどが浴室で亡くなっています**。これも、脈拍と血圧の乱高下が関係しています。

特に熱いお風呂が良くありません。お風呂に入ればリラックスして副交感神経優位になると思うかもしれませんが、それは入り方次第。40℃超えの熱いお風呂は、交感神経を高めます。

お湯に触れたときに「アツッ」と思うようなお風呂の場合、湯船に浸かると交感神経が興奮して脈拍がグッと高まり、湯船から出ると交感神経が冷めていき、脈拍も下がる。この急勾配によって致死性の不整脈が出て死に至ることがあるのです。

寒い時期には、居間と脱衣所の温度差も危険です。暖かい部屋から寒い脱衣所に移り、裸になるときに交感神経が刺激されてグッと脈拍が上がります。そして湯船に浸かってゆったりすると交感神経が静まり脈拍が急激に下がるので、このときに亡くなることもあるのです。

いずれの場合も、急激な温度の変化で交感神経が興奮し、脈拍が急勾配を描くことで致死性の不整脈を引き起こしてしまう、あるいは脳出血が起こることが原因です。

ですから、寒い時期には脱衣所も暖めておくこと、お風呂の温度は高くしすぎないことが大原則です。

私の自宅の近くにあるファミリー温泉は、38℃ぐらいに設定されています。物足りなく感じる人もいるかもしれませんが、誰もが安心して入れる湯温なのです。

一方で銭湯によっては、熱湯《あつゆ》などといって、高温のお風呂が売りのところもあります。ある銭湯は42℃に設定されています。そこには遠方からも熱湯好きの人が来ているようですが、しばしば救急隊が入っていくのを見かけます。熱いお風呂はそれだけリスクがあるのです。

どうしてもぬるいお風呂が嫌な人は、しっかりかけ湯をして体をお湯に慣らしてから入りましょう。かけ湯は、まず手足の先から始めて、だんだん体の中心部に移っていくのが基本です。

そして熱湯に入るなら、浸かる時間は短くすること。30秒か1分間ぐらいであれば、不整脈を引き起こすほどの脈拍の急勾配は避けられます。

セックスとマラソンの共通点

ここだけの話ですが、セックス中に亡くなる、いわゆる腹上死も脈拍数や血圧の乱高下によって致死性の不整脈を引き起こしてしまった結果です。

興奮することで交感神経が刺激され、脈拍が急激に上がり、射精でグッと下がる。このときがいちばん危ないのです。よく「浮気相手とのセックスは危ない」といわれるのは、奥さんとのセックスよりも興奮の度合いが強いのでしょう。脈拍の勾配が大きいほど致死性の不整脈が出やすいので、興奮しすぎると危ないのです。

ところで、『射精道』という本を知っていますか。泌尿器科医の今井伸先生が書かれた新書です。男たるもの、正しく射精をする練習をしなければ病気になる、と新渡戸稲造の『武士道』に倣って、〝男の刀〟の磨き方について大真面目に書かれた本です。

あるとき本屋で平積みされている本をざーっと見ていたら、明らかにほかよりも売れている本があり、気になって手に取ったのが、この本でした。射精道というタイトルに「え？」

とびっくりしたものの、パラパラ眺めると良い本なのです。ただ、店員さんが若い女の子だったら恥ずかしいので裏返しにしてレジに持っていきました。

この本では思春期、青年期、妊活、中高年などと分けて射精道が説明されているのですが、これは、セックスの本というよりも、男の自律神経の本だと思って読んでいただきたいと思います。セックスというのは交感神経を刺激することですから、自律神経とものすごくかかわりが深いのです。

『射精道』ではセックスの前にオナニーで練習しましょう、と書かれています。それは、いってみれば自律神経の鍛錬法なのです。

また、腹上死と本質的に同じなのが、マラソン死です。市民マラソンで突然死してしまう人がいますよね。実はトラブルが特に起こりやすいのは、走っている最中ではありません。ゴールしたあとなのです。

走っている最中に倒れる人もいますが、それ以上に多いのが、走り終わって、その場でしゃがみ込んで数分後に突然死してしまうパターンです。

上がっていた脈拍が、ゴールしてしゃがみ込んでいる間に急激に下がる。その急勾配で致死性の不整脈を起こしてしまうのです。これは、男性がセックスのときに興奮して、射精した直後に脈が急激に下がって腹上死してしまうのと実は同じこと。

先ほどの、熱風呂で長湯している間に交感神経が高ぶって、お風呂から出たら急激に脈が下がって死んでしまうのも同じ現象です。

さらには、トイレで強く力むのも危険とよくいわれますが、これも同じです。

便秘で詰まっていて、トイレで10分も15分もがんばって力んでいる間に血圧がガンと上がり、同時に脈拍も上がり、ようやく出たと思ったら、脈拍数や血圧がストンと下がり、そのまま死んでしまう人がいるのです。

いずれにしても、自律神経を極端に刺激して、脈拍や血圧が急勾配を描くのは危ない。だから、お風呂の温度は熱すぎないほうが良いのと同じで、トイレで力むのはほどほどに。それから、走るときには、急に走ったり、急に止まったりすると良くないので、ウォームアップとクールダウンで体を慣らすことが非常に大切。競馬の馬も、ゴール後もしばらく走りますよね。全力疾走したあとでパッと止めたら、馬が死ぬのです。

熱湯、セックス、マラソン、力み。
共通点は、
脈拍数や血圧の乱高下。
急な上げ下げは
命にかかわる。
「ゆっくり」を心がけよう。

3章

コロナ後遺症もワクチン後遺症も自律神経の不調

15 コロナ後遺症よりも深刻なワクチン後遺症

この章では、コロナの後遺症（Long COVID）と、そのワクチンの後遺症についてお伝えしたいと思います。というのは、どちらも自律神経の異常が、その正体だからです。どういうことか、順に説明しましょう。

私のクリニックでは、これまでに3000人以上のコロナ患者さんを診断し、診てきました。そのなかには、後遺症で悩んでいる方もおられます。

どんな症状があるのかといえば、**微熱や倦怠感から、脱毛、咳や痰、息切れなどの呼吸器症状、ブレインフォグ（頭に霧がかかったかのようにボーッとしてしまい、集中力が低下した状態）、認知機能の低下、筋肉痛や筋力の低下、味覚障害など、さまざまです。**

なかには1年経ってもまだ症状が残っている人、会社を3カ月ほど休んだ人もいますが、それでも、多くの患者さんを診てきた私から見ると、コロナ後遺症はまだ〝良性〟です。なぜなら、時間の経過とともに良くなるから。時間がかかることはありますが、ちゃんと治ります。

ですから、コロナ後遺症の方には、「可能ならば、無理のない範囲内で歩いてくださいね」と伝えています。漢方薬などの薬も使いますが、歩くこととセット。歩けないほど体調の悪い人は別として、歩ける人には、歩いて自律神経の機能を高めてコロナ後遺症を乗り越えましょう、と指導しています。

一方、ワクチン後遺症の方はどうか。

ワクチンを接種したその日から2週間までの間に症状が出て、1カ月以上社会生活から脱落した方、つまり学校や職場に行けない、仕事や家事ができなくなったという深刻な方が結構おられます。私が診ているだけでも160人います。ワクチンを打ってからほどなくして症状が出ているので、その因果関係は明らかです。

症状は、倦怠感を訴える人もいれば、ブレインフォグ、歩くこともままならない人など、コロナ後遺症と同じで、ワクチン後遺症の症状もやはり多岐にわたります。どちらも9割方は同じような症状ですが、一番違うのが深刻度です。ワクチン後遺症のほうが、より深刻なのです。

1年経っても寝たきりのまま、会社や学校にも行けない人が本当にたくさんいらっしゃいます。そういう方々と患者会をつくって、患者さん同士の情報交換をしたり、ワクチン接種について考える会を開いたり、さまざまな活動を行っていますが、国はワクチン後遺症という存在自体、認めていません。医学会も認めていません。

でも、現実に、困っている患者さんがたくさんおられるのです。

ワクチン後遺症のなかでも、いちばん深刻な病態が、クロイツフェルト・ヤコブ病です。脳に、プリオンと呼ばれる異常なタンパク質が沈着して、脳の機能が障害される病気で、難病にも指定されています。認知症の経過を10倍ぐらい早送りしたような、そんな経過をたどります。

日本では年間に100〜200人ほどが発病するといわれていますが、私が知っているだけでも、コロナワクチンを接種したすぐあとにヤコブ病を発症した人が、全国に10人くらいいるのです。何人かの方にはお会いしましたが、みんな寝たきりで、話すこともできず、鼻からチューブを入れて栄養を摂っていて、なかには亡くなられた方もいます。

ワクチン後遺症はどのくらいいるのか

ワクチン接種後に亡くなった方は、現時点ですでに１９００人を超えています（ワクチン接種開始後の２０２１年2月17日から２０２２年11月13日まで）。これは厚生労働省が発表している数であり、実際にはその10倍いるだろうと政府分科会ではいわれています。

ただし、死亡が報告されている１９００人のうち、因果関係が認められたのは、今のところ15人のみです（２０２２年12月12日現在）。この方たちの遺族には、死亡一時金として４４２０万円と葬祭料の21万２千円が支払われています。

もともと「ワクチンを打って死んだら４４２０万円を支給しますよ」といって始まった予防接種でしたが、１９００人が亡くなっているのに、実際にお金が支給されたのは15人だけ。なおかつ、ワクチン後遺症のほうは存在自体を認めません。

ワクチン後遺症については欧米でも問題になっており、アメリカの救急医が集まって立ち上げられた、コロナの予防と治療を支援する団体FLCCC（Front Line COVID-19 Critical Care）は、ワクチンを打った人の100人に1人に後遺症がみられる、と報告しています。

日本での実態は不明ですが、深刻な後遺症の頻度を聞かれたら、私は「宝くじに当たるぐらい」と答えます。だから、何千人に1人ぐらいでしょうか。

100人に1人という頻度に比べれば少なく感じるかもしれませんが、たとえ頻度は低いにしても、ワクチンは健康な人に打つもの。深刻な後遺症や死亡例がある以上、見過ごすことはできません。そのため自分自身も患者さんへのワクチン接種も2回目まででやめました。同じように4回目以降のワクチン接種をやめる病院が全国で続出しています。

コロナ後遺症と
ワクチン後遺症は似ている。
ただ、ワクチン後遺症のほうが深刻。
1年経っても会社・学校に戻れない人
寝たきりの人、
ヤコブ病で植物状態になった人……。
健康な人に打つワクチンが、
これでいいのか？

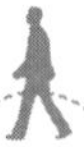

16 コロナ後遺症もワクチン後遺症も「トゲトゲ症候群」

コロナ後遺症、ワクチン後遺症では、体内でどんなことが起こっているのでしょうか。

新型コロナウイルスが体内に侵入してくると、ウイルスの表面に無数に出ている「スパイクタンパク」と呼ばれるトゲトゲが、人間の細胞の表面にある「ACE2レセプター」というところに結合し、それによって感染が成立します。トゲトゲが鍵になって、鍵穴にピタッとはまり、感染のドアを開くようなイメージです。

コロナワクチンはどういう仕組みかというと、スパイクタンパク（＝トゲトゲ）をつくるRNAという遺伝子を打っています。この遺伝子が体内に注入されて、運ばれた先で遺伝子がトゲトゲをつくる。そのトゲトゲに対して、体内で抗体などができることでウイルスに対する免疫ができる、というもの。

ただ、このトゲトゲがどうやら体内で毒として働くのです。そのことは、医学論文で証

●新型コロナウイルス（SARS-CoV-2）

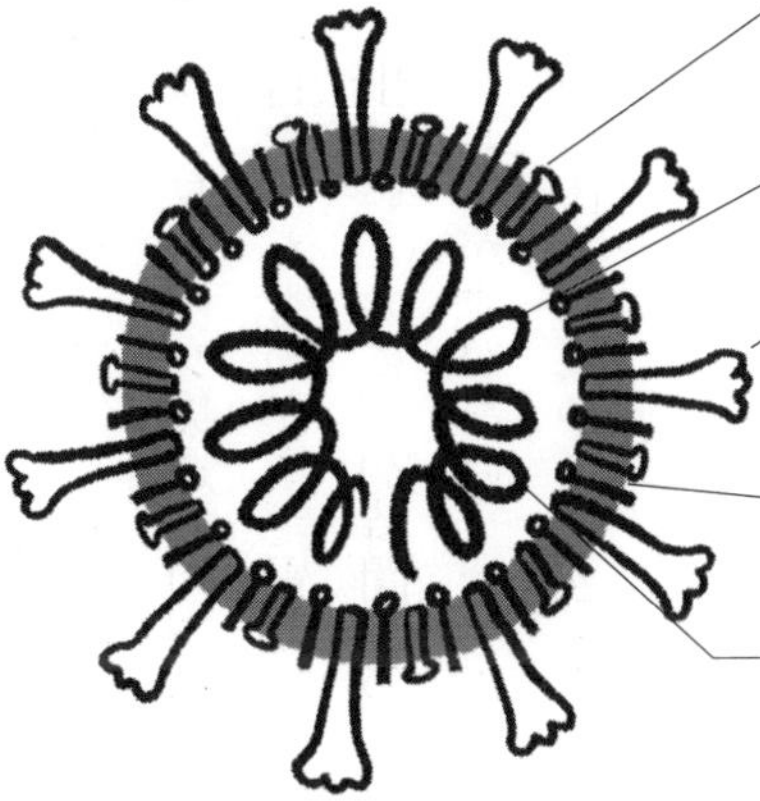

明されています。

コロナ後遺症もワクチン後遺症も、スパイクタンパクのトゲトゲが毒として働いていることは同じなので、私はまとめて「トゲトゲ症候群」と呼んでいます。

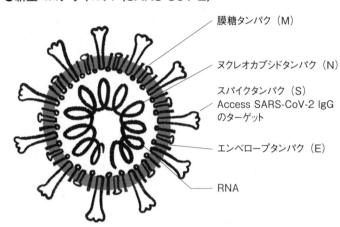

そして、このスパイクタンパクのトゲトゲは、なぜか副交感神経を好むようなのです。これは多くの患者さんを診てきたなかで私が気づいたことです。まだ医学的に証明されているわけではありませんが、私は間違いないと思っています。

なぜなら、ワクチン後遺症の半数以上が、ご飯が食べられない、お腹がすかないとおっしゃいます。そして、大学病院などで胃シンチグラフィーという検査で胃の動きを調べると、胃の蠕動《ぜんどう》運動が消失しているのです。

あるいは、ワクチン後遺症の方の胃シンチグラム（撮影された画像）やお腹のCTを撮ると、前日食べたものがまだ胃に残っています。普通であれば12時間も経てば食べたものは胃から出ていくのに、24時間経ってもまだ胃に残っている。胃が動いていない証拠です。

だから、お腹がすかない、食べられないわけです。

そのため、体重が減っていきます。食べられないので10キロも15キロも減った人がたくさんいます。

そうしたことがなぜ起こるのかというと、胃を動かしている副交感神経が麻痺しているからです。胃も食道も腸も、消化管は蠕動運動をしながら食べたものを消化し、食道から胃へ、胃から腸へと送っています。この蠕動運動を促しているのが副交感神経で、トゲトゲは、副交感神経に張り付いて毒として働き、その動きを止めているのです。

トゲトゲが解毒されず、つくり続けられることも

コロナ後遺症もワクチン後遺症も、スパイクタンパクのトゲトゲが悪さをしている「トゲトゲ症候群」であることは同じです。ただ、トゲトゲがどこまで届くかという分布、濃度が違います。

自然にコロナに感染した人は、口や気管、肺のあたりだけで、全身にトゲトゲが行くことはあまりありません。だから、呼吸器症状がメインなのです。

一方、ワクチンの場合は、血流に乗って運ばれるので、全身に行きます。脳にも運ばれます。自然に感染した場合にも、一部が脳に行くことはありますが、ほんの一部です。ワクチン後遺症の場合、脳に行ったときの濃度が濃いので、ブレインフォグの程度も、より深刻です。

コロナ後遺症のブレインフォグは、少しボーッとする程度ですが、ワクチン後遺症のブレインフォグは何も理解できなくなるほど重篤になります。たとえば、それまで普通に学校生活を送っていた小学生、中学生、高校生が、授業中に先生の言葉をまったく理解でき

なくなったり、教科書の文字を読めなくなったりしているのです。それで学校に通えなくなった、留年したという子たちを何人も診ています。子どもたちが認知症になってしまうようなものです。

つまり、ワクチン認知症が生まれている。それを通り越した最重症例が、先ほどのクロイツフェルト・ヤコブ病なのです。

なぜワクチン後遺症の人は、体内でトゲトゲの濃度が濃くなるのか。それは、ワクチンで注入したRNAが体内の細胞のDNAに組み込まれて、トゲトゲをつくり続けてしまうことがあるからです。

ワクチンで注射するRNAは短期間で分解されるはずでした。だから安全です、といわれていました。実際、大部分の人はそうです。

ところが、一部の人は、DNAに組み込まれてしまい、1年経ってもトゲトゲがつくり続けられて、それが神経、特に内臓の副交感神経にくっついて毒として働きます。その結果、胃腸がまったく動かない人がたくさん出てきているのです。

ワクチン後遺症の方は、トゲトゲの毒で副交感神経の働きが鈍っているので、相対的に

交感神経優位になり、全員、脈が速くなっています。若い人でも、脈拍が100を超えていることは珍しくありません。「ドキドキして眠れない」と訴える人も多いので、βブロッカーという脈拍を抑える薬を処方することもあります。

いずれにしても、トゲトゲが体内で毒として働いていて、特に副交感神経の働きを邪魔しているということです。

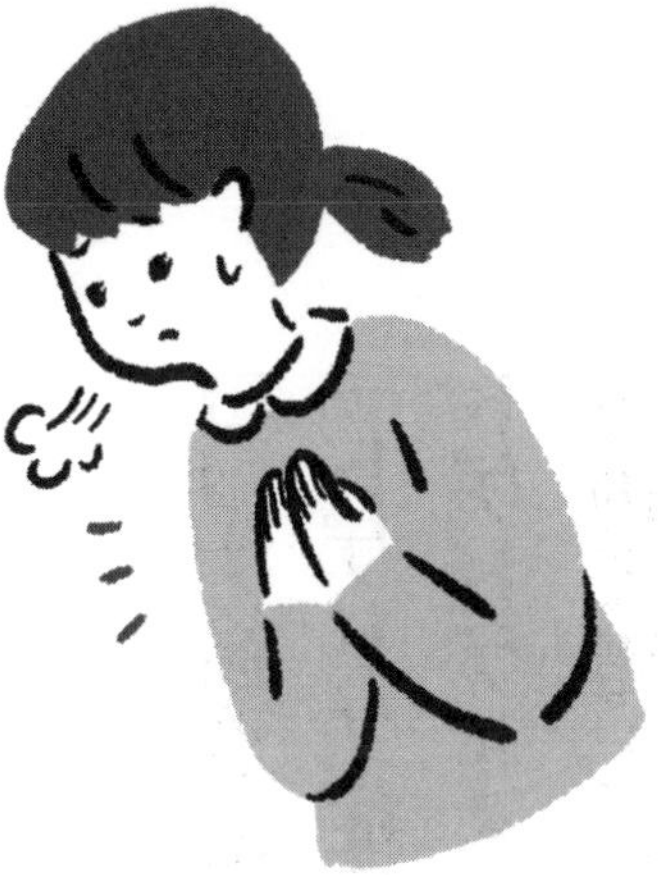

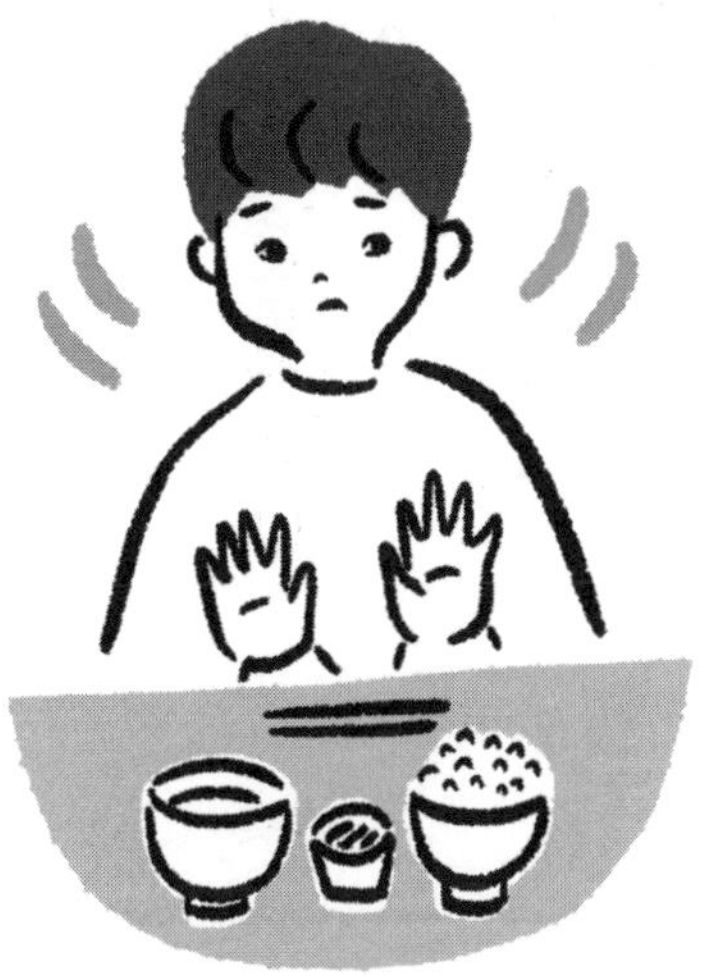

コロナ後遺症もワクチン後遺症も
「トゲトゲ症候群」。
トゲトゲ＝スパイクタンパクが、
体内で毒として働き、
特に副交感神経を邪魔している。
脈が上がっているのが、その証拠。

17 帯状疱疹や生理不順も増えている

コロナに感染して、あるいはワクチンを注射後にトゲトゲ症候群に悩まされる人がたくさんいます。

特にコロナ後遺症の方は、副交感神経がやられて胃が動かない、体重が減ることのほか、相対的に交感神経優位になるために自律神経のバランスが崩れて、頻脈になり、その結果、「胸が痛い」「胸が苦しい」と訴えます。これは、狭心症（冠動脈が狭くなって、心臓の筋肉が酸素不足になる病気）ではなく、頻脈の症状の一つです。

なぜ副交感神経がダメージを受けるのかはわかりません。ただ、患者さんたちの症状を診ていると、**副交感神経がダメージを受けていることは明らかで、トゲトゲ症候群とは、一言でいうなら自律神経障害なのです。**

胸の痛みは、神経痛で起こることもあります。胸の内側を覆っている胸膜の周りにもA

CE2レセプターがあるので、そこにスパイクタンパク（トゲトゲ）が結合して、神経痛のような形で痛みを起こしているのかもしれません。

あるいは、帯状疱疹も考えられます。ニュースで見聞きしたことがあるかもしれませんが、コロナ後、明らかに帯状疱疹が増えています。想定外に増えているために、帯状疱疹の薬が不足しているほどです。

帯状疱疹とは、水疱瘡と同じウイルスによって引き起こされる皮膚の病気のことです。子どものころに水疱瘡に感染すると、治ったあともウイルスは体内に残っていて、免疫力が低下したときにウイルスが活性化し、帯状疱疹を引き起こすのです。日本人の9割以上が、水疱瘡のウイルスを体内に持っているといわれています。

帯状疱疹は、帯状に水ぶくれができることが特徴ですが、まずは神経痛から始まることが多く、痛みだけが出る場合もあります。ですから、トゲトゲ症候群の胸の痛みのなかには、目に見えない帯状疱疹、つまり皮膚の症状は出ないけれども帯状疱疹のウイルスが神経痛を起こしているケースもあるのではないか、と思います。

ちなみに、なぜ帯状疱疹が増えているのかというと、原因は複合的です。自粛生活のストレスによる免疫力の低下もあれば、そこにコロナワクチンによる免疫力の低下が重なっていることもあります。コロナワクチンは、RNAを注射するというこれまでにないワクチンで、どぎついのです。だから、体の免疫システムのほうがびっくりして、かえって免疫のバランスが崩れてしまいやすい。

京都大学の宮沢孝幸先生や東京理科大学の村上康文先生など、免疫学やウイルス学の専門家のなかには、**コロナワクチンを打てば打つほど感染しやすくなると指摘している**先生もおられます。私もそう感じています。

また、コロナワクチンを打ったあとに帯状疱疹になった人の皮膚の発疹を調べたところ、なんとスパイクタンパクが見つかったという報告もあります。水疱瘡のウイルスが原因かと思ったら、そこからスパイクタンパクが出てきたのです。このことは、高知大学皮膚科学講座の佐野栄紀教授らが発見し、論文として世界に発表されています。

佐野先生には、私の動画配信チャンネル「長尾チャンネル」でお話を伺いました。皮膚科で帯状疱疹の患者さんが増えていて、しかも「ワクチンを打ったあとに発症した気がする」という方が多かったので気になって調べてみたら、スパイクタンパクが見つかった、という経緯だったそうです。

スパイクタンパクが毒として悪さをする

帯状疱疹のほかにも、口内炎や結核、誤嚥性肺炎、関節リウマチなどの自己免疫疾患も増えています。どれも免疫にかかわる病気です。

そのほか気になっているのが、若い女性たちの間で生理不順が増えていることです。ある女子高でアンケートを行ったところ、8割の生徒がワクチンを受け、2割の生徒が受けていなかったのですが、ワクチンを打った生徒に生理不順が頻発していました。

ワクチン接種後に生理不順が起こりやすい理由もさまざまです。一つは、発熱などのワクチンの副反応が肉体的にも精神的にもストレスになって生理不順を起こす。また、スパイクタンパクが卵巣の細胞にくっつくことで悪さをする、つまりトゲトゲ症候群も原因の一つです。

産婦人科の先生に聞いたところ、単に生理が遅れるだけでなく、過多月経や異常な生理痛、大量出血が止まらないといった重症の患者さんも多いそうです。

今回のコロナでは、これまでの風邪、感染症では見られなかったことが起こっています。副交感神経がやられる感染症は、私の知る限り、初めてです。トゲトゲ毒、つまりスパイクタンパクの毒は、それだけ独特であり、威力が強い。

最初の流行から3年近くが経ち、さらに多くの人がワクチンを打つなかでどんどん変異して、現在では32もの変異株が見つかっています。その結果、軽症化してはいますが、感染力は増しています。そして、スパイクタンパク毒によって後遺症は残りやすいのです。

そのスパイクタンパクをつくる遺伝子を注射しているのが、今回のワクチンです。

トゲトゲ症候群は、自律神経障害。
今までの感染症とは違う、
風変わりな感染症。
トゲトゲの毒が
悪さをしていることは間違いなく、
脈が速くなっているのが
その証拠。

18 トゲトゲ症候群と「歩く」ということ

スパイクタンパク（トゲトゲ）が体内で悪さをするトゲトゲ症候群の方は、コロナがこれだけ広がり、ワクチンで後遺症の方が量産されていることを考えると、数十万人規模になると思います。その症状は千差万別なので、**私のクリニックでは「慢性疲労症候群タイプ」「線維筋痛症タイプ」「動悸・胸痛タイプ」「胃運動消失タイプ」「歩行障害タイプ」などに分類し**、それぞれの治療戦略を練っています。

そもそも、どうしてスパイクタンパクが、自律神経を障害するのでしょうか。その病態はほとんどわかっていませんが、二つのことが考えられます。一つは、スパイクタンパクが、まさに「毒」として直接副交感神経に障害を与えること。もう一つは、スパイクタンパクが免疫異常を起こして、なぜか副交感神経や神経節を攻撃する「自己抗体」を産生するようになること。つまり、「自己免疫疾患」による神経障害も考えられます。

「慢性疲労症候群」という病気をご存じでしょうか。正式には、筋痛性脳脊髄炎／慢性疲労症候群（ME／CFS）といいます。1969年に世界保健機構の国際疾病分類において神経系疾患として分類され、多くの患者がウイルス感染後に発症することが知られています。最近の研究では、ME／CFSと自律神経受容体に対する自己抗体との関係性が明らかになってきました。つまり、ME／CFSは自己免疫疾患であることが強く示唆されています。国内の患者数は約10万人で、20～40代の主に女性に発症します。多くの患者は身の回りのことをするのが困難で、寝たきりないし、家から出られません。成人が身体機能を発症前のレベルに取り戻す率はわずか0～6％と報告されてきた難病中の難病です。40年以上前からある病気であるわりには、ほとんど知られていない病気です。

ME／CFSの症状は、疲れやすい、運動ができない、運動後の強い倦怠感、記憶力や集中力の低下、睡眠障害、息切れ、微熱、不安、食欲不振などです。コロナ禍以前、私はME／CFSの患者さんを在宅医療で診ていました。コロナ禍以降は、コロナ感染後の後遺症としてたくさんの患者さんを診ています。そして2021年秋以降は、ワクチン接種後のME／CFS（いわゆるワクチン後遺症）の人を200人ほど診ています。

ME／CFSの確実な治療法はなく、漢方薬を飲みながら回復を待つくらいしかありません。**最も注意したいことは、ME／CFSには無理な運動は禁物であることです。**わずか5分ほど無理に動いただけで、その後、1週間も動けなくなることがあるからです。だからエネルギーの限界を知り、無理をせずに寝ていることが最大のポイントです。ME／**CFSの人は、歩行療法は禁忌であることを知ってください。歩く健康法には例外があるのですが、その代表がME／CFSです。ワクチン後遺症の半分がME／CFSタイプです。**

この慢性疲労症候群タイプ以外の人におすすめしているのが、歩くことです。歩くことをすすめる理由はいくつかあるのですが、一つは、トゲトゲ症候群の大もとには自律神経障害があるからです。副交感神経がダメージを受けて、相対的に交感神経優位に偏っている状態なので、そのバランスを改善するために、「ゆっくり無理のない範囲内で歩いてください」といつも指導しています。

また、デルタ株のときにはほとんどの人が、程度の違いはありますが、肺炎になりました。肺炎になると肺が縮むので、その縮んだ肺をもう一度膨らませるためにも歩くことが大切です。

傷ができて傷痕になるときに、周りの皮膚が引っ張られて少し盛り上がったような形で治ることがあります。それを線維化といいます。線維化が起こると皮膚は硬くなるのですが、実は内臓でも同じことが起こります。

肺炎が治る過程でも線維化が起きて、その部分が少し硬くなって縮むのです。そうすると肺活量が少なくなります。そのため、デルタ株では呼吸困難や息切れ、咳、痰といった症状がよく見られました。

デルタ株が流行した当時は第5波といわれていたころで、症状があっても全員は入院することができず、私は自宅療養やホテル療養中の患者さんを在宅医療やオンライン診療でたくさん診ていました。その患者さんたちに伝えていたのが、「部屋の中を歩いて」ということでした。

特にホテルに閉じ込められている人は何もすることがなく、監禁ストレスで交感神経が高ぶります。だから、自律神経を整えるためにも歩くことは大事ですし、「肺炎を起こしているだろうから、後遺症を防ぐためにも歩いて」と全員に伝えていました。

ただ、コロナ後遺症もワクチン後遺症も、症状の程度は人それぞれです。歩ける人は歩くことが大切ですが、先ほど述べたように例外もあります。

全身の倦怠感が強い人、**慢性疲労症候群**で日常生活に支障をきたすほど、**体を動かせないほどの疲労が続いている人は、無理をして歩く必要はありません！**

「病気の9割は歩くだけで治る」というタイトルのとおり、残りの1割、歩くだけでは治らない場合もあるのです。その人たちは、**無理をして歩くとかえって逆効果になりかねないので、専門的な治療が必要になります。**

まずは体を十分に休めて、いろいろな治療を受けながら、「歩きたい」と思うようになるタイミングを待ちましょう。

コロナ後遺症も、ワクチン後遺症も
歩ける人は上手に歩いてほしい。
肺炎を起こした人も、
肺を広げるために歩こう。
ただし、慢性疲労症候群タイプは
無理をせず、
まずはゆっくり休んで
歩きたくなるときを待とう。

19 繊細な人ほど「トゲトゲ症候群」になりやすい

コロナ後遺症やワクチン後遺症の患者さんを診ていると、もともと元気な人でもトゲトゲ症候群になっていることがわかります。スポーツ選手で普通の人以上に体を鍛えていた人もいれば、病院に行くのは健康診断のときだけだったほど健康体の人もいました。もともと持病のある人がトゲトゲ症候群になりやすいというわけではないのです。

だから、コロナ後遺症やワクチン後遺症になった人は、「なぜ自分が？」と一様に驚かれます。ただ、たくさんの患者さんを診ているうちに「こういう人がなりやすい」という傾向がなんとなくわかってきました。

それは、もともと自律神経が弱い人。すなわち、繊細な方です。繊細な方ほど、コロナ後遺症にもワクチン後遺症にもなりやすい印象があるのです。

ここでいう繊細とは、心と体の両方です。心の繊細さは想像しやすいと思いますが、体の繊細さとは、風邪薬を飲んだときに眠くなってこんこんと眠ってしまう、ちょっとした刺激で蕁麻疹が出やすい、喘息が出やすいといったことです。

ちなみに、「**HSP**」という言葉を聞いたことはありますか？

「**ハイリー・センシティブ・パーソン(Highly Sensitive Person)」の略語**で、ベストセラーとなった書籍から「繊細さん」という呼び名でも知られています。

物事を深く考えやすい、過剰に刺激を受けやすく疲れやすい、他人に共感しやすく他人の気持ちに影響を受けやすい、感覚が鋭くて音や光などの刺激が気になりやすいといった特徴を持つ人のことです。

日本人の4、5人に1人が当てはまるといわれています。

この「繊細さん」がまさに自律神経を乱しやすく、トゲトゲ症候群にもなりやすいのです。

また、レビー小体型認知症の診断に使われる「レビースコア」の高い人も、トゲトゲ症候群になりやすいと、私は感じています。

レビー小体型認知症は、次のような特徴的な症状を伴う認知症です。

・幻視（たとえば、壁の模様が人間に見えるなど）
・レム睡眠行動障害（睡眠中に突然大声の寝言や激しい動作、体を痙攣させたりする）
・薬剤過敏性（通常量の服用で副作用が出やすい）
・歩行障害（小刻み歩行）

「第二の認知症」と呼ばれていて、実は、日本ではアルツハイマー型認知症に次いで多い、身近な認知症です。

また、認知症にはなっていない、つまり認知機能の低下はないが、前述のような症状がみられる病気を「レビー小体病」といい、日本的な病気といわれます。というのは、真面目で几帳面、きれい好き、おしゃれ、完璧主義といった人がなりやすいので、日本人の国民性に重なるのです。

たとえば、玄関はきれいだが押し入れのなかはぐちゃぐちゃ。出かけるときには洋服と靴やバッグなどの色を合わせたコーディネートをしなければ落ち着かない。そうした、ええかっこしいの人がレビー小体病になりやすいタイプです。ついでにいうと、甘いものが大好きな人も多いです。

言い換えるなら、繊細です。先ほどのＨＳＰ（繊細さん）と、レビー小体病になりやすいレビー予備軍の人は重なる印象があります。

そして、レビー小体病という病気の本態は、脳や自律神経にレビー小体と呼ばれるタンパク質の塊ができてダメージを受けることです。その結果、自律神経がうまく働かなくなることが、この病気の本質なのです。

ですから、レビー予備軍の人は繊細で自律神経のバランスを崩しやすいので、コロナ後遺症やワクチン後遺症にもなりやすい。そう自覚して、歩いて予防してほしいと思います。

最後に、レビー小体型認知症のチェック項目である「**レビースコア**」を紹介しておきます。これは、認知症の治療法である「コウノメソッド」で有名な河野和彦先生が考案したもの。

レビースコアが高い人ほど、コロナに感染したとき、ワクチンを打ったときに後遺症になりやすいので、歩いて予防しましょう。

レビースコア――「コウノメソッド」より

①市販の風邪薬などが効きすぎたということはないですか（抗生剤薬疹を除く）【2点】
②幻覚が過去に1度でもありましたか【2点】　妄想が続いていますか【1点】
③意識を失ったことはありませんか（てんかんを除く）【1点】
④夜中の寝言はありますか。過去にも。ぼそぼそ【1点】　叫ぶほど【2点】
⑤食事中むせますか。嚥下性肺炎【1点】　ときどきむせる【0・5点】
⑥趣味もないほどすごく真面目でしたか【1点】　かなり真面目【0・5点】
⑦昼間かなりうとうとしますか【1点】　寝てばかりですか【2点】
⑧安静時に手が震えていませんか【1点】
⑨ひじを曲げるときに歯車のような抵抗がある【2点】　鉛管を曲げるときのような抵抗がある【1点】　最初だけちょっと抵抗がある【1点】
⑩すわっているときに体が傾きますか。かなり【2点】　けっこう【1点】

判定――16点満点中3点以上で90％レビー小体型認知症の疑いがある。

心と体は結構一致している。
繊細さんは、自律神経も繊細。
トゲトゲ症候群に
なりやすいと自覚して
意識的に歩行習慣を！

4章

腸の健康を意識しよう

——腸活は脳にも効く

20 腸が、脳の状態を決める

自律神経の中枢があるのは脳ですが、その脳の状態を左右しているのが腸です。

腸内バランスを整える「腸活」はお腹の調子を良くすることが目的と思われがちですが、実はお腹だけではなく、脳の調子を整えるためにも効くのです。

人間というのは「**考えるちくわ**」だといわれます。

どういうことかといえば、口から肛門までがつながった〝ちくわ〟なのです。胃カメラや大腸カメラを受けたことはありますか？　口から胃カメラを入れて、肛門から大腸カメラを入れれば、小腸のあたりで〝お見合い〟することができます。人間の体は、紛れもなく一本のちくわ状になっているのです。

胃や腸は内臓といわれますが、ちくわの穴にあたります。ちくわの穴の内面を、胃粘膜、腸粘膜などと呼んでいるわけです。

そもそも、生物の原型はちくわです。先に腸ができて、あとから脳ができた。現存する生物でも、脳のない生き物はいますが、腸のない生き物はいません。だから、発生学的にも、脳より腸が先なのです。

また、最近では「**脳腸相関**」という言葉が専門家の間でよく使われるようになりました。脳と腸には、みなさんが思っている以上に密接な関係があることがわかってきたのです。

たとえば、人前で話をするなど、緊張するときにはお腹が痛くなったり、お腹の調子が悪くなったりしますよね。これは脳の状態が腸に影響を与えている証しです。

その逆で、腸の状態もどうやら脳に影響を与えることがわかってきました。

わかりやすい例の一つが、幸せホルモンの「セロトニン」は9割以上が腸でつくられるということです。腸内環境が良いと、セロトニンも安定してつくられるので心も安定します。しかもセロトニンには交感神経と副交感神経の働きを調節する作用もあるので、腸内バランスは、セロトニンを介して自律神経のバランスにも影響を及ぼすのです。

また、腸内環境の良し悪しを左右するのが、腸内にびっしりすみついている腸内細菌です。腸内細菌についてはあらためて詳しく説明しますが、どんな種類の腸内細菌が多くすみついているかで、腸内の環境が変わります。

そして、この腸内細菌はどうやら腸だけでなく、脳の状態にもかかわるようなのです。マウスの研究では、腸内細菌を持たない無菌マウスは不安行動が増えることがわかっています。無菌マウスと普通のマウスを狭い空間に閉じ込めると、無菌マウスのほうが不安なときに見せる行動が増えて、血液検査ではストレスホルモンも増えていました。

しかも、無菌マウスに腸内細菌を移植したところ、普通のマウスと同じような行動を示すようになったそうです。つまり、このマウスの研究では、腸内細菌がストレスに対する反応を決めていたのです。

腸がいかに脳に影響を及ぼすか、わかっていただけたでしょうか。

少し前に、脳を活性化するための「脳トレ」が流行りました。計算やクロスワードパズルといったゲームです。しかし、脳の健康を保つなら、脳トレより腸活のほうが効果的です。腸内バランスを整えて腸の健康を保つことが、認知症予防にもつながるのです。

腸内環境が整えば
幸せホルモン「セロトニン」も増える。
腸活は、お腹だけでなく、
脳・自律神経にも効く。

21

腸には7割の免疫細胞が集まっている

腸には、体内の免疫細胞の7割が集まっています。

免疫細胞は血液やリンパ液を移動手段として全身に分布しているのですが、なかでも多く集まっているのが腸なのです。腸壁と呼ばれる、腸の内側の表皮のなかに、7割の免疫細胞が集まっています。

なぜなら〝ちくわ〟の内側にあたる腸には、体の外から、食べ物だけでなく細菌やウイルスなどの病原体も入ってきてしまいます。それらに対応するために、腸内は免疫システムが発達しているのです。

それらの免疫細胞たちの働きを高めるにはどうすればいいのか。

社員にしっかり働いてもらうには働く環境が大事なのと同じで、腸内の免疫細胞にしっかり働いてもらうには、腸内環境が大事です。

腸内に善玉菌がたくさんいると、善玉菌は、食べ物に含まれている水溶性食物繊維などをエサにして、酢酸やプロピオン酸、酪酸といった「短鎖脂肪酸」といわれるものをたくさんつくり出します。そうすると、腸内は弱酸性に保たれます。この弱酸性の状態が、腸内が最もコンディションが良くなる状態なのです。

腸内環境が良ければ、腸に集まる免疫細胞は増え、より元気に働いてくれるようになります。だから、腸の状態はそのまま全身の免疫力を左右するのです。

免疫力が低下するとなりやすい病気は風邪やコロナなどの感染症だけではないことは、すでに2章で説明しました。がんも体内の免疫細胞との闘いです。口内炎や歯周病、アレルギー疾患も、やはり免疫力が低下するとなりやすいものです。

自律神経のバランスが乱れても免疫力は低下しますが、腸内環境も直接免疫力を左右します。免疫力を高めるには、自律神経と腸の両方を意識することが大切です。

腸には免疫細胞の7割がいる。
免疫の働きを高めたいなら
働く環境＝腸内環境を
改善しよう。

22 腸の状態は、うんちが教えてくれる

腸内環境の良し悪しを決めているのが、腸内細菌です。

私たちの腸には、数百から1000種類、数にして100兆から1000兆もの腸内細菌がすみついているといわれています。重さはなんと1、2キロ。私たちの体重のうち1、2キロは腸内細菌たちの分なのです。

腸内細菌は生き物なので、腸内で〝活動〟しています。何をしているのかというと、腸に入ってきたエサをもとに増殖し、さまざまなものをつくり出しているのです。

腸内生菌には善玉菌、悪玉菌、日和見菌の大きく分けて3つのグループがあることはよく知られています。私たちの体にとって良い働きをしてくれるのが善玉菌、良くない働きをするのが悪玉菌、どちらでもなく、どちらか優勢なほうに加担するのが日和見菌です。

ただ、最近では「悪玉菌のなかにも体に良い作用を行う細菌もあるらしい」「日和見菌が〝日和見〟ではなく、種類によって善玉と悪玉のどちらに加勢するかは決まっているらしい」といったことがわかってきて、善玉菌、悪玉菌、日和見菌の分け方自体いかがなものか、という意見も増えています。とはいえ、善玉菌を増やす、悪玉菌を減らす、日和見菌に善玉菌の味方をしてもらうことが大切であることには変わりないので、ここではわかりやすく「善玉菌、悪玉菌、日和見菌」のまま説明します。

これらのバランスは、**「善玉菌：悪玉菌：日和見菌＝2対1対7」くらいが理想**です。つまり、ほとんどは日和見菌だけれど、悪玉菌よりも善玉菌が多いのが理想のバランスです。それが、腸内バランス、腸内環境が良いということなのです。

ところが、この腸内バランスは加齢とともに変わっていき、60代以降は善玉菌が減りやすく、悪玉菌が増えやすいことがわかっています。腸内バランスも〝老化〟しやすいのです。

では、自分の腸内バランスが良いのかどうかを知るには、どうすればいいのか。病院での検査などは必要ありません。自宅で簡単にわかります。

それはトイレで自分が出したうんちを見ることです。

同じ人でも、便の形状は毎日違います。腸は正直なので、あまり良くない食事を摂れば便も変になりますし、良い食事を摂れば良い便が出ます。


一番の理想は、バナナのように太くて長い便です。長ければ長いほど良い状態です。太くて長い便があまり力まずにストンと出たときには、腸内環境が良いということです。

また小さくて硬いコロコロした便の場合、腸内に滞在していた時間が長いということ。滞在時間が長くなるほど、どんどん水分が失われていくので、コロコロと硬い便になります。つまり、腸の蠕動運動が足りない状態です。

便秘の末にようやく出た便は、こうしたコロコロ便になります。

逆に、水分が多くて軟らかい便、形のない便は、腸内での滞在時間が短すぎるもの。腸の働きが過剰になっているときです。

硬いコロコロ便も、軟らかい形のない便も、腸内環境が良くないことを表しています。

健康なうんち、オナラは臭くない

便の色は、茶色が普通です。黒い便が出たら、胃潰瘍や十二指腸潰瘍などの出血が疑われます。ただ、暗いトイレで見ると黒っぽく見えるので、「黒い便が出た」と思っても実は問題がないことも多いのです。

同じように、赤色が混じっている便を見て「血便だ！」と思ったら、未消化のトマトだった……なんてこともよくあります。

ですから、便の色はそこまで気にしなくていいのですが、明らかに黒い便、または白っぽい便は要注意です。白い便は病気のサインと捉えてください。

便が茶色くなるのは、胆汁が混ざるから。胆汁に含まれるビリルビンが便の色の正体です。白い便は、何らかの理由で胆汁が混ざらなかったことを意味します。がんや胆石症などの病気で胆汁の出口がふさがれていると、胆汁が混ざらず便は白くなるのです。

また、膵臓が弱っていたり、脂っこいものを食べすぎて消化不良を起こしていたりするときにも、「脂肪便」といって脂肪を多く含んだ白っぽい便になります。

それともう一つ、意識してほしいポイントは、におい。ものすごく臭い便は、腸内で悪玉菌が増えていることを示しています。悪玉菌がつくり出す有害物質が、においのもと。

オナラも同じです。腸内環境が良ければ、うんちもオナラもそんなに臭くなりません。臭いときには「腸内環境が悪くなっているな」と考えてください。

自分の便を見れば腸内環境の良し悪しがわかるので、トイレに行ったときには流す前に便を観察する習慣をつけましょう。

患者さんにも「**自慢したくなるぐらい、太くて長い便を出しましょう**」とよく伝えています。そうしたら、それを真に受けて「先生、見てください!」と、なんと実物を持ってきた方がいました。さすがに実物を持ってこられると困るので、写真で撮るぐらいにしていただければと思います。

今日のうんちはどんな形？
長くて太いバナナのような
うんちが理想形。
コロコロ便、形のない便、
においがキツい便はＢＡＤサイン。
うんちから、
腸内の様子を読み取ろう。

23

便秘は腸内バランスも自律神経バランスも悪くする

もう30年ほど前になりますが、消化器の分野でいちばん権威のある医学雑誌『Gastroenterology』に、世界のいろいろな民族の便の分析が掲載されたことがありました。その論文で、いちばん太くて重い便を出す民族として紹介されたのが日本人でした。日本人は小柄な民族のわりには、便だけは実は世界一立派だったのです。そのあたりに、かつての日本人の躍進の秘密があったのかもしれません。

ただ、近年では状況は変わっています。便秘の人が増えているのです。

便秘の薬は、30年以上新薬が出ていませんでした。ところが、この数年間で立て続けに数種類の新薬が出て、２０１７年には日本初となる便秘の診療ガイドラインがつくられました。裏を返せば、日本も便秘国家になったということです。

なぜ便秘が増えたのか。理由の一つは、食生活の変化です。かつての日本人は食物繊維をしっかり摂って、肉よりも魚を多く食べ、バランスの良い食事をしていました。食事が欧米化したことで、そうした良い習慣が失われてしまいました。

また、トイレが洋式化したことも大きいでしょう。**和式トイレでのウンチングスタイル**と呼ばれる、あの姿勢が良いのです。洋式トイレで座ってするよりも、和式トイレでしゃがんでしたほうが、お腹に力が入って出しやすい。だから、便秘が続いていた人が一度和式トイレを使ったら出た、というケースは結構聞きます。もう一つの大きな要因は、運動不足、歩行不足です。腸を動かすには歩くことが大切なのです。

こうした要因に高齢化が加わって、日本人も欧米並みに便秘民族になってきました。その結果、便秘薬の処方量は年々増えています。

毎日出るより「スッキリ出る」が大事

腸内細菌バランスが悪いから便秘になるのですが、便秘はさらに腸内バランスを悪化させます。出るべきものがとどまってしまうので腸内環境が荒れるのです。腸内細菌自体も、本来、同じものがずっといるわけではなく、死んでは新たな細菌に入れ替わっていきます。

理想の便は、7～8割が水分で、残りの2～3割が食べ物の残りカスや食物繊維、腸の粘膜が剥がれたもの、そして腸内細菌の死骸です。便秘でずっと便が大腸内にとどまっていると、死んだ腸内細菌を含め、いらないものがずっと大腸内にとどまることになるので、当然、腸内環境は乱され、ホルモンや免疫系にも悪影響を及ぼします。

また、便秘によってさらに悪玉菌が優勢となった腸内では、アンモニアやアミン、硫化水素といった有害ガスや腐敗物、発がん性物質が増加。これが臭いオナラや臭い便の原因になるだけでなく、血流に乗って全身に運ばれ、肌荒れの原因にもなります。

だから、たかが便秘されど便秘で、2、3日に一度はスッキリ出しておきたいもの。

ただし、毎日出る必要はありません。なかには「便は毎日出るもの」と思い込んで、2日ぐらいの便秘で「出ません！」とクリニックに来られる方もいますが、必ずしも毎日お通じがある必要はありません。3日に一度でも、スッキリした感覚があればいいのです。

逆に毎日出ていても、コロコロした硬い便だったり、軟らかいものがちょろっと出るだけだったり、スッキリしないことのほうが良くありません。毎日出ることよりも、スッキリ感が大切です。

腸がご機嫌だと、脳（自律神経）もご機嫌

便秘に関係するのは腸内バランスだけではありません。自律神経のバランスとも深いかかわりがあります。

腸をコントロールしているのは自律神経です。腸を動かすのは副交感神経で、交感神経優位の状態が続いていると、腸の動きは鈍くなります。そうすると便秘になるのです。つまり、ストレスなどで交感神経がずっと高ぶっていると便秘になるということです。

なおかつ、最近わかってきたのが、先ほどの「脳腸相関」の一環で、腸で便秘や下痢などのトラブルが起こっていると、その不快感はダイレクトに腸から脳に伝わるということです。腸から脳へ、迷走神経と呼ばれる神経を介してストレス情報が送られているのです。

つまり、**自律神経が不安定だと腸も不安定になり、腸が不安定だと脳（自律神経）も不安定になるということです。その逆もまた然りで、脳がご機嫌だと腸もご機嫌になり、腸がご機嫌だと脳もご機嫌になります。**

だから、便秘を解消し、腸内環境を整えるのは、全身の健康にとって大切なことなのです。

先ほど、便秘の新しい薬が出て便秘薬の処方量が年々増えていると紹介しましたが、便秘の解消はできるだけ薬に頼らないで自力で行ってほしいと思います。

便秘薬の代表が「酸化マグネシウム」ですが、水分を集めて便を軟らかくする一方で、マグネシウムがたくさん含まれているので、使いすぎると高マグネシウム血症という状態を引き起こします。そうするとボーッとして認知機能が低下することがあるのです。便秘は解消できた代わりに認知症になった、なんてことになりかねません。

私は「麻子仁丸」や「大黄甘草湯」といった漢方薬を使うことはありますが、基本は、食物繊維がたっぷり含まれた食事を心がけることと、歩行習慣を持つことです。この二つが便秘治療の土台だと考えています。

腸内環境が悪いと便秘になる。
便秘になると、
腸内環境はさらに悪くなる。
便秘は、自律神経のバランスも乱す。
たかが便秘と思わず、
自力で改善しよう！

5章

自律神経も腸も歩くだけで整う

24 自律神経も腸も「歩く」が土台

自律神経の働きも腸内バランスも、残念ながら老化します。加齢とともに悪くなりやすいのです。しかし、がっかりする前に、できることがあります。

歩くことです。

前章からの流れで、まず腸の話から始めます。腸活の基本は、食事と歩行です。医者も患者さんも食事については気にしますが、歩くことをすっかり忘れています。しかし、食事と歩行はセットなのです。

どんなに腸内細菌に良い食べ物、善玉菌を増やす食事を摂っても、腸が元気に動かなければ腸内環境は良くなりません。

その点、歩けばお腹がすきます。たくさん歩いてお腹がすかない人はいません。そうするとお腹がグーッと鳴って、腸が活発に動きます。腸が動けば、出るべきもの、つまり便が出て、腸内環境が良くなります。

また、歩けば副交感神経優位になります。**胃腸を動かすのは副交感神経なので、そういう意味でも、歩くと胃腸の蠕動運動が促されて便が出てお腹がすくという好循環になっていきます。**

だから、歩くことは欠かせません。

その証拠に、たとえば特養（特別養護老人ホーム）に行くと、何人か、完全に寝たきりの方がいらっしゃいますが、全員便秘です。動かなくなると、必ず便秘になるのです。同じように、若い人でも入院して長く寝込むと便秘になります。

動く、歩くことが、腸を動かすには欠かせないのです。


交感神経優位になりがちな自律神経のバランスを整えるためにいちばん良い方法も、歩行です。すでにお伝えしたとおり、自律神経は自分の意思ではコントロールできませんが、自助でバランスを整えることはできます。

自律神経は、日中は交感神経がしっかり働き、夜は副交感神経がしっかり働くのが理想です。スムーズに切り替わるようにするには、やはり規則正しい生活が大事です。生活のリズムが整うと、自律神経のリズムも整ってきます。

そして、適度に体を動かすことが大切です。

歩くと、なんだか心地よい、スッキリした気持ちになります。それは、交感神経の緊張が取れて、副交感神経優位のバランスになっているからなのです。

とにもかくにも、歩くことで腸も自律神経もバランスが整います。歩行は一石二鳥の習慣です。いえ、自律神経と腸のバランスが整うことでいろいろな不調が改善されることを考えると、〝二鳥〟どころではないメリットがあるのです！

歩けば、自律神経も腸も整う。
一石二鳥どころではない
恩恵がたくさん。

25 クールダウンかウォームアップか、歩く意味を意識する

歩いているときには、基本的にはリラックスして副交感神経優位になります。ただ、そのときの疲労度と歩行速度によって変わります。

歩くスピードが速ければ、ハーハーと呼吸が浅くなり、交感神経のほうを働かせてしまいます。交感神経は「闘争・逃走モード」ともいわれます。速いスピードで歩く、あるいは走ると、体が闘争・逃走モードのほうに入って、交感神経を高めてしまうのです。

また、そのときの体調や自律神経のバランスを意識した歩き方をしてほしいと思います。

一日何歩歩くか、いつ歩くか、どんなスピードで歩くか……、専門家がいろいろなアドバイスをしていると思いますが、「これ」という正解はありません。なぜなら、人によっても、そのときの体調によっても正解は変わります。

生物学者の福岡伸一先生の言葉を借りるなら、人間の体は「動的平衡」そのものです。交感神経で心身を活発に動かしたり、副交感神経でリラックス状態に持っていったり、自律神経のシーソーを細かく動かしながら動的平衡を保っています。交感神経のほうに傾きすぎているのが現代人なので、そのバランスを戻すために歩きましょう、ということです。

その方法は簡単で、**「気持ち良い」と感じられる速度で歩けばよいのです。自分が「気持ち良いな」と感じる速度が、そのときの自分に合った歩行速度です。**

たっぷり寝て快食・快便で体調の良いときには、自然に速く歩きたくなるでしょう。逆に、疲れているときにはゆっくりでいいと思います。無理に速く歩く必要はありません。疲れているときにがんばって早歩きすれば、かえって疲れをためて交感神経を刺激します。

脈拍数を感じながら歩く

自律神経の状態は刻々と変わります。「自律神経が今どんな状態にあるのか」は自分でわかるものです。というよりも、本人にしかわかりません。

イライラしていたり、気持ちが高ぶっていたり、気がかりなことがあったりすれば、それは交感神経優位に傾いているサインです。多くの人は日中、仕事やら家事やらやるべきことに追われて心身が興奮状態にあり、交感神経優位になっています。それを良いバランスに戻すには、ゆっくり大股で歩きましょう。クールダウンのイメージです。

逆に朝は、副交感神経優位から徐々に交感神経優位に切り替えるために歩くという歩き方もあります。心身を活動モードに持っていくために歩くわけです。これはウォーミングアップ、準備体操のようなものです。

だから、自分が今歩いているのは何のためのウォーキングなのか、と考えてみるといいでしょう。たとえば、朝一番に年輩の方たちが歩いているのは、一日を始めるための準備体操です。

一方、サラリーマンが夕方歩くのはクールダウンです。興奮を冷まして、心身をリラックスさせるための歩行。これも大事です。

そんなふうに自分の自律神経の状態を意識して「**何のために歩いているんだっけ？**」と少し考えながら歩いてほしいと思います。

そのときに、脈拍数（心拍数）を見るのもいいと思います。

自分で手首の脈を押さえて脈のテンポを感じながら歩いてもいいですし、最近では心拍数を測れるスマートウォッチが増えています。値段も手頃になって、数千円から買えるようになってきました。

脈拍数が高くなっているときは交感神経が高ぶっているときなので、それ以上、脈を上げてはいけません。つまり、速く歩いてはいけません。

いずれにしても、心地よさを感じながら歩くことが大事です。

私たちが何のために歩くのかというと、幸せになるため、健康になるため、元気で長生きするためです。交感神経ばかりが高ぶって、常に脈が速くなっていると、心臓の寿命が早く尽きてしまいます。歩いて副交感神経優位のバランスに持っていくことは、心臓を長持ちさせるためでもあるのです。

元気なときはスタスタ、
疲れているときはトボトボ、
自分の自律神経と相談しながら
心地よい速度で歩こう。

26 ゆっくりでも、姿勢は大事

疲れているときにはトボトボ歩きで十分ですが、ただ、姿勢だけは意識してほしいと思います。前かがみにならずに胸を張って、少しだけ歩幅を広めに意識する。

姿勢は、意識しなければ、年とともにどんどん悪くなります。痩せ型の女性に多いのは、いわゆる猫背。背中が丸まって、顎が上がって、お腹に力が入らず下腹がポッコリ出ているような姿勢です。

一方、中高年男性に多いのが、お腹まわりに脂肪がついて、その重みでお腹が前に出て反り腰になっている人。

自分では普通に立っているつもりでも、実は猫背や反り腰になっている人は結構います。一度、スマホやデジカメで写真を撮ってもらうといいでしょう。「え、こんなにおじいさん（おばあさん）みたいやったん？」とショックを受ける方もおられるかもしれません。

でも、まずは今の姿勢を知ることが大事。自分で意識しないと、良くなりませんから。良い姿勢は、猫背にも反り腰にもならず、背筋を気持ち良く伸ばして、左右の足に均等に体重がかかるようにまっすぐ立った状態です。

ポイントは、へその少し下あたりの「丹田」に少し力を込めること。丹田を意識すると、自然に背筋が伸びるのです。

そして歩くときは肩甲骨を動かすことが大切です。足だけでペタペタと歩くのではなく、上半身もしっかり使いましょう。そのコツが、肩甲骨を動かすことです。肘をしっかり後ろに引く意識を持つと、肩甲骨が動きます。

姿勢が良いと、体に余計な負担がかからないので、ケガ防止になります。また、大きく呼吸ができるので、脳にも良い刺激がいきますし、肺を大きく使うこともできます。

逆に、背中が丸まっていると大きな呼吸ができないので、呼吸筋を使えません。だから、悪い姿勢が定着すると、膝や腰、股関節などに余計な負担がかかるだけではなく、知らず知らずのうちに呼吸筋が衰えてしまいます。

正しい立ち方を覚えよう

歩くときの動作は、立っているときの姿勢に大きく影響されます。歩行時にバランス崩さないためにも、正しい立ち方を身につけましょう。

正しい立ち方

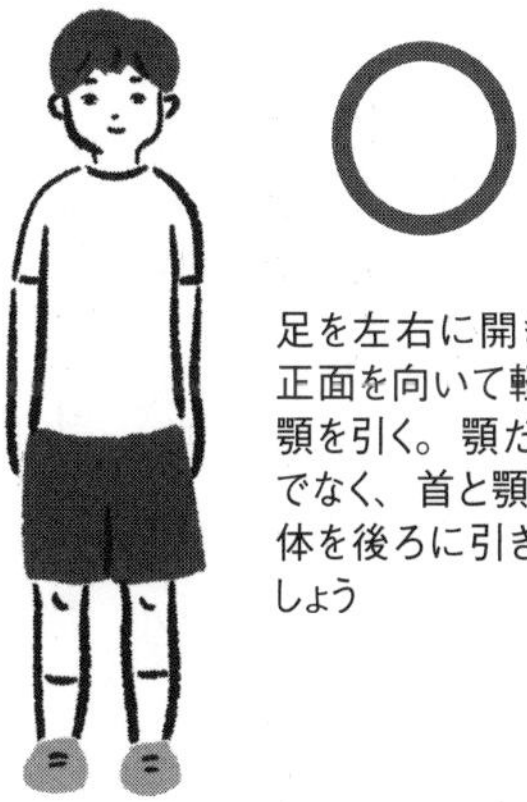

足を左右に開き、正面を向いて軽く顎を引く。顎だけでなく、首と顎全体を後ろに引きましょう

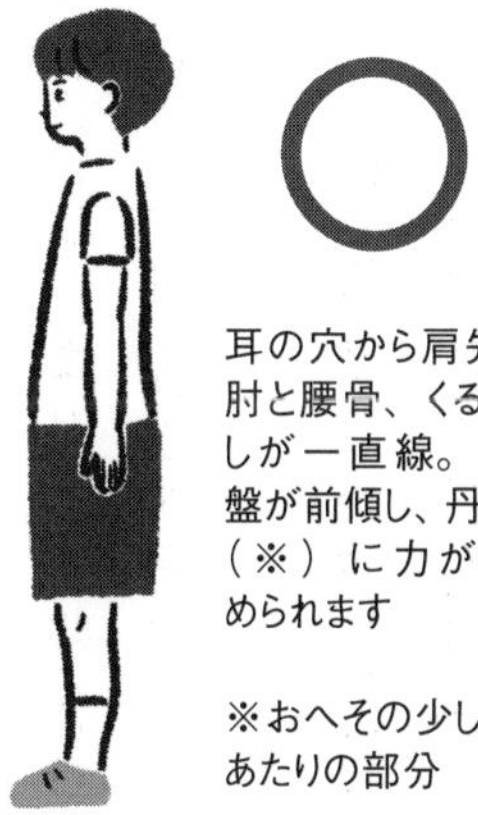

耳の穴から肩先、肘と腰骨、くるぶしが一直線。骨盤が前傾し、丹田（※）に力が込められます

※おへその少し下あたりの部分

間違った立ち方

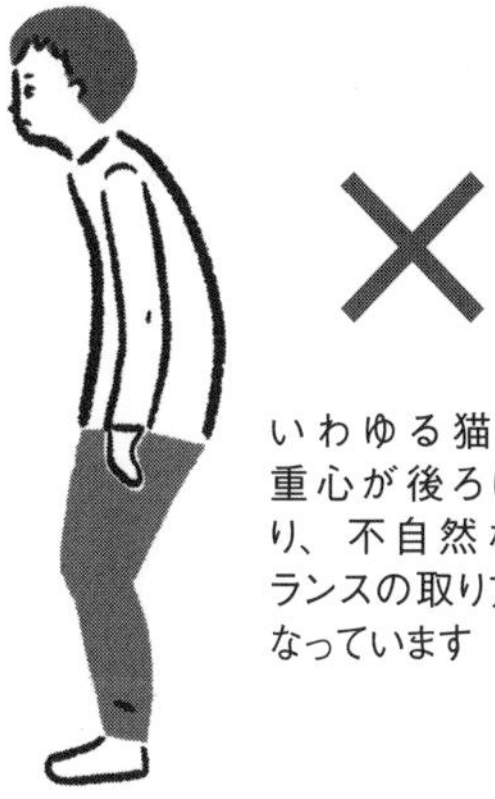

いわゆる猫背。重心が後ろになり、不自然なバランスの取り方になっています

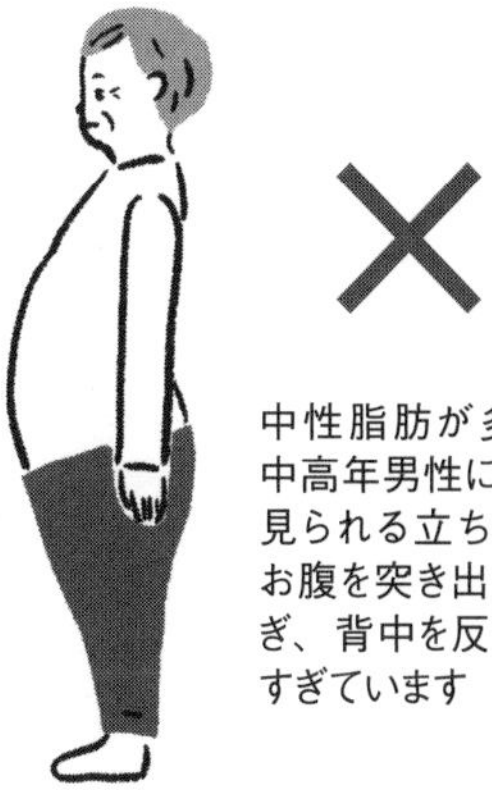

中性脂肪が多い中高年男性によく見られる立ち方。お腹を突き出しすぎ、背中を反らせすぎています

めざすは、歌手、特にオペラ歌手のような姿勢です。背筋がピンとしています。ああいう姿勢をめざして歩いてほしいと思います。

オペラ歌手になったつもりで歌いながら歩くのもいいですね。「歩くこと」と「歌うこと」や「計算すること」など二つの違うことを同時に行うのは、「**デュアルタスク**」といって、認知症の予防にもなります。

また、社交ダンスを行っている人も、パッと見ただけで立ち姿が違います。

最近若い人たちの間ではストリートダンスが流行っていますが、中高年以降では社交ダンスが人気です。姿勢が良くなり、人とふれあうことで愛情ホルモンの「**オキシトシン**」が出て、楽しい幸せな気持ちになりながら歩く社交ダンスは、とても良い趣味だと思います。踊りながら歩くという点では、社交ダンスもデュアルタスクです。

姿勢は癖なので、良い姿勢も悪い姿勢も癖になります。良い癖をつけるために、疲れていてトボトボ歩きをするときにも姿勢だけは悪くならないように意識しましょう。

せっかく歩くなら、
良い姿勢で歩こう。
肩甲骨も呼吸筋も
気持ち良く動かして、
シルエットから若返ろう。

27 適度な運動が免疫力を高める

ウォーキングは、免疫力を高めて、風邪予防、感染症予防にもなります。

適度な運動が免疫力を高めることが、さまざまな研究でわかっています。有名なのが、いわゆる風邪（上気道感染）の発症頻度と運動の関係について調べたものです。**適度な運動をする人は、運動不足の人よりも感染リスクが低くなる**ものの、**運動が過度になるとかえって感染リスクを上げてしまい、グラフにすると、左ページの図のように「J」の字のカーブを描く**ことがわかっています。

適度な運動がなぜ免疫力を高めるのか、その理由はいくつかあります。

一つには、繰り返しお伝えしてきたとおり、歩くことで腸内環境が整うからです。腸には免疫細胞が集まっているので、その腸内の〝住み心地〟が良くなれば、免疫細胞も活性化します。

●運動と免疫機能に関するJカーブ

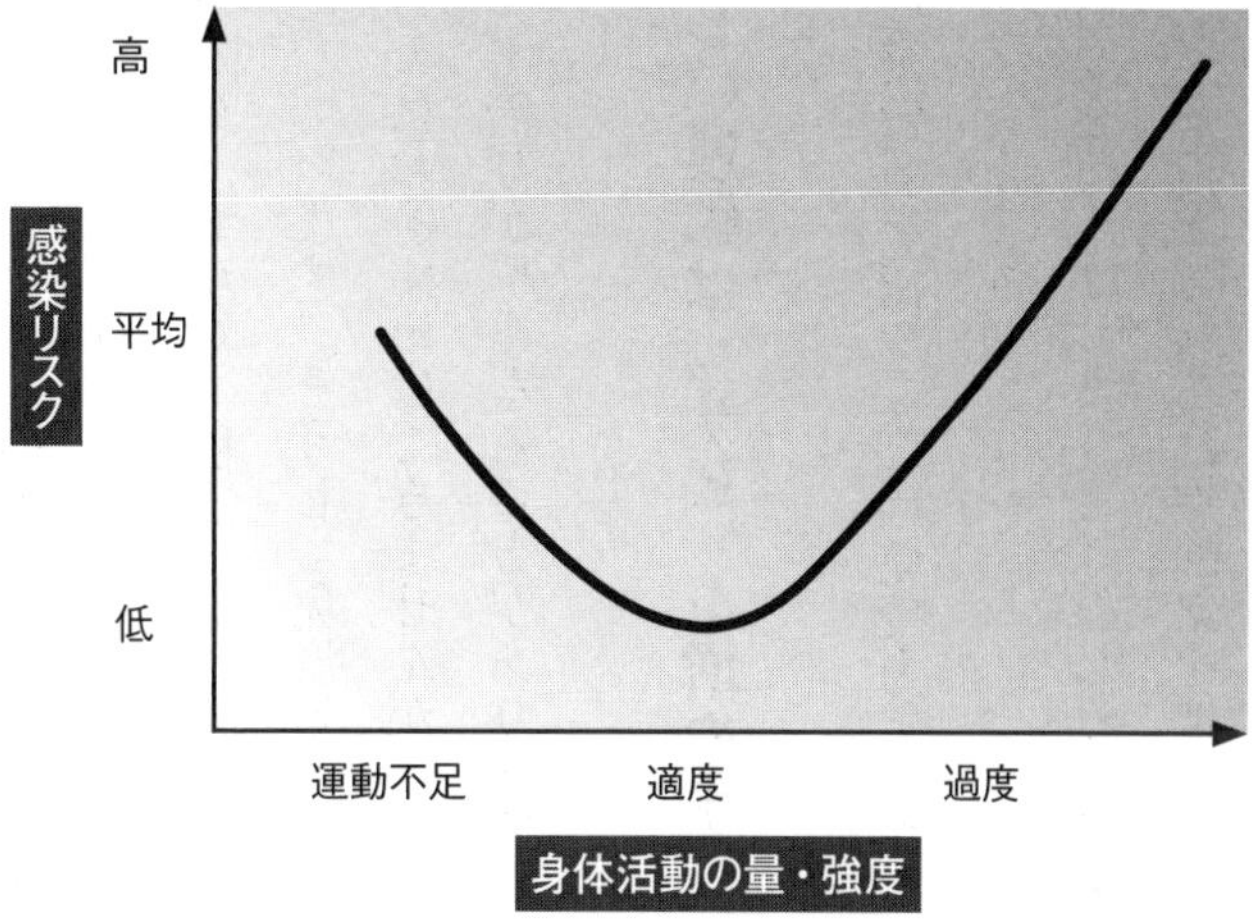

出典：Nieman. D.C. Med Sci Sports Exerc. 26.128.1994. を改変

また、私たちの体には、免疫細胞のほかにも、体内に侵入してくる敵を撃退する仕組みが備わっています。その一つが「免疫グロブリンA（IgA）」という抗体です。

IgAは、病原体にとっての侵入口にある口や鼻、気道、腸といった全身の粘膜に存在しています。粘膜の表面でいろいろな病原体を待ち構え、その病原体の持っている毒素を無効化して感染を防いでくれるのです。いわば、町を守る警察組織や地域の民生委員さんのようなものです。

このIgAがたくさんあるほど、体は外敵から守られるのですが、継続して運動を行うことでIgAの分泌速度が上がることがわかっています。つまり、運動を習慣にすることで、粘膜の表面のIgAが増えて免疫力がアップするのです。

予防だけでなく、私は、風邪のひきはじめにも、「葛根湯」を飲んで、意識的に歩くようにしています。そうして免疫力を高めて風邪を撃退するのが私流の風邪の治し方です。

万人におすすめはできませんが、若い方や体力のある方は、休むよりも歩いたほうがかえって治りが早くなることがあります。体力に自信のある方は試してみてください。

激しい運動は〝サビ〟を増やす

運動習慣を持つことは免疫力アップにつながります。ただし、「適度な」というところがポイントです。

適度を超えてしまうと、むしろ逆効果になるのです。なぜなら、激しい運動は、体をサビさせるもととなる活性酸素を増やし、体にとってストレスとなるからです。

私たちが生きている限り、体内では活性酸素がつくられます。体内でエネルギーをつくり出すときに、細胞内のエネルギー工場で使われた酸素の一部が活性酸素に変わるのです。ただ、活性酸素は必ずしも悪者ではありません。免疫細胞が敵に立ち向かうときの武器として使われるなど、体に必要不可欠なものです。

問題は、活性酸素が増えすぎること。増えすぎた活性酸素は、体内の細胞をサビさせ、細胞の老化を進めるのです。

こうした「活性酸素の害＝酸化（サビ）」に対応するために、私たちの体には「SOD（スーパーオキシド・ジスムターゼ）」などの、活性酸素を無毒化する酵素が備わっています。ところが、こうした酵素は加齢とともに減少していくのです。

そのため、年を重ねれば重ねるほど、活性酸素を増やす行動は老化に直結してしまうのです。だからこそ、ランニングなどの激しい運動よりも、適度な運動、つまりウォーキングのほうがいいのです。

激しい運動の直後には、ストレスによって免疫力が一時的にグッと下がり、かえって風邪をひきやすくなることも知られています。たとえばマラソン大会に参加したあとなどは、風邪をひきやすくなります。健康のための運動は、心地よいくらいがちょうどいいのです。

歩く習慣は、
「免疫細胞の住みか＝腸」を整え、
「病原体の侵入口＝粘膜」で
敵を撃退する
免疫物質を増やす。

28 ストレスを受け流す、ご機嫌歩行

病気の大もとにストレスがあることは多いのです。ストレスが自律神経と腸を乱し、免疫力も下げる。その結果、さまざまな病気を引き起こしてしまうわけです。

そのストレスの原因は何かというと、家庭か仕事・職場で起こることがほとんどでしょう。そこに、この数年はコロナが加わりました。

私のクリニックには医者が20人ほどいるのですが、彼ら彼女らにいつも言っているのが「病気だけでなく人を診る！」ということです。「人」とは生活です。その人が困っている症状の原因は家庭にあるのか職場にあるのか、問診で必ず聞いてほしい、と伝えています。

その根本原因を知らずに、単に血糖値や血圧を診ても良くならないからです。

ただ、ストレスの原因そのものがすっかり解消されることは滅多にありません。

仕事がストレスだといっても、そう簡単に転職はできないでしょうし、転職したからと

いってストレスがなくなるとは限りません。子どもの将来が心配、老後が心配といったことにしても、急に明るい未来が開けるわけではありません。しかし、ストレスとどう付き合うか、どう対応するかというアドバイスならできます。

何度も言っているように、やはり歩くことで解消されるという結論に行き着くのです。

脳がストレスを感じると、脳の下垂体というところから「ＡＣＴＨ（副腎皮質刺激ホルモン）」というホルモンが出て交感神経が緊張します。それを受けて、腎臓の上にある副腎というところからストレスに対抗するためのホルモン「コルチゾール」が分泌されます。すると、血圧が上がったり心拍数が上がったりして、心も体も闘争・逃走モードに入るのです。

こうした一連の反応は、ストレス反応と呼ばれています。

大事な場面で集中力を高めたり、恐怖の対象から逃げたり、火事場の馬鹿力を発揮したりと、ストレスに対抗するために必要な反応ですが、その状態がずっと続いたり、度を越したりすると体のほうが疲弊してしまう。

そこで、運動の出番です。

運動をすると、その最中はストレスホルモンのコルチゾールが増えるのですが、終わったあとにはコルチゾールの分泌量は減ります。しかも運動を習慣化すると、次第に、運動をしてもあまりコルチゾールが増えないようになります。

それだけではなく、運動以外で心身がストレスを受けたときにも、コルチゾールが増えなくなるのです。つまり、ストレスに強くなる。

運動習慣を持つことで、ストレスへの抵抗力ができるのです。

運動は、筋肉や骨を鍛えるだけでなく、心も鍛えてくれるということです。

歩く習慣で脳が大きくなる

さらに面白いことに、脳も鍛えられることがわかっています。

ストレス反応が過剰に働かないように、「まぁまぁ、落ち着いてや」と抑える働きをするのが脳の海馬や前頭葉ですが、運動は、この〝なだめ役〟の海馬や前頭葉も強化してくれます。

体を動かすと脳の血流も増え、酸素が十分に行き渡るようになります。そうすると老廃物がしっかり取り除かれるようになり、リフレッシュするということに加え、なんと物理的にも大きくなるのです。

1時間程度のウォーキングを習慣にしている方の前頭葉を定期的に測定したところ、前頭葉を含めた大脳皮質が大きくなっていたという研究結果が出ています。

歩くと脳が成長するのです。

歩いているうちに清々しい気持ちになることは、多くの方が体験しておられると思います。清々しさは歩いているあとまで続き、さらにそれ以上の効果が得られるということです。歩くことで脳と心が鍛えられ、ストレスに振り回されにくくなります。

生きていればいろいろなことが起こります。悲しい別れもありますし、70歳、80歳を超えてきたら誰しも「耳が遠くなった」「目が見えにくくなった」「腰や膝が痛む」など老いを感じる場面が多々出てくるでしょう。

そのたびに「先生、こんなことは初めてです」と嘆く患者さんは多いのですが、人生というのは初めてのことの連続ではないでしょうか。その初めてのことをどう受け止め、どう対応するのかが人生の醍醐味なのかもしれません。

歩く習慣は、体を若々しく保ってくれるとともに、年齢とともに自然な老化がちらほら起きてきても「まあ、ええか」とおおらかに受け止める心を育んでくれます。

ですから、今日もご機嫌に歩きましょう。

心地よいペースで歩いていると、心も体もリラックスして副交感神経優位になり、脳内では幸せホルモンのセロトニンが増えて、自然に笑顔になります。すれ違う人と笑顔であいさつをすれば、愛情ホルモンのオキシトシンも出ます。犬を連れて散歩している人がいれば「かわいいですね」と声をかけてもいいと思います。愛犬を褒められて、うれしくない飼い主はいませんから。

時間のあるときには、広い公園や遊歩道など自然豊かな場所を歩きましょう。風の音や鳥のさえずり、草木のざわめきなど自然のなかにある「ゆらぎ」の癒やし効果は絶大です。

歩く習慣で、心と脳が成長する。
人生はままならないことの連続。
そんなときこそ、ひとまず歩こう。

29 今こそ、歩く国民運動を

コロナ禍でますます少子化が加速しています。外出自粛が続き、濃厚接触も禁止されるのですから、子どもが生まれないのは当たり前のことです。しかも、コロナワクチンで生理不順の女性も増えています。このままでは人口は減少する一方です。

そして、2040年には日本人の3人に1人は高齢者という社会が待ち構えています。これからの20年は「85歳以上問題」といって、85歳以上の死者が急増する多死社会でもあります。世界中の誰も経験したことのない世界に、日本は突入しようとしているのです。

高齢者が増え、亡くなる人も増え、一方でますます少子化が進んでいく。それに拍車をかけたのが、コロナ騒ぎです。感染症そのものではなく、マスクだ、自粛だ、ステイホームだ……と社会生活を過度に抑制してきたことの弊害で、日本がどんどん負のスパイラルに陥っているのではないかと危惧しています。

コロナよりも大切なものがいくらでもあるはずです。

個人のレベルでいえば健康寿命であり、毎日の生活に幸せを感じること。国のレベルでいえば、国家の繁栄です。

にもかかわらず、コロナという、実体以上に大きく映し出された敵に怯えるあまり、自粛生活で生活習慣病や不調、うつ、不眠、依存症、自殺を増やし、少子化を加速させるなど、日本は幸せとは逆の方向に向かっています。

もういい加減、コロナ騒ぎは忘れて、自分自身の本当の健康と幸せを取り戻しませんか？

このままでは国力も落ちていく一方です。**日本再生のカギは、一人ひとりがもう少し歩くことにあると、私は信じています。**

最近では複数の自治体が、スマホのアプリなどを使って、歩くと健康ポイントがたまり、そのポイントで特典やサービスを受けられる制度を導入しています。歩くきっかけづくりとして、とても良いことだと思います。

歩いて、心と体の健康を取り戻しましょう。これまでもずっと言い続けてきたことですが、今こそ、歩行という国民運動が大事なのです。

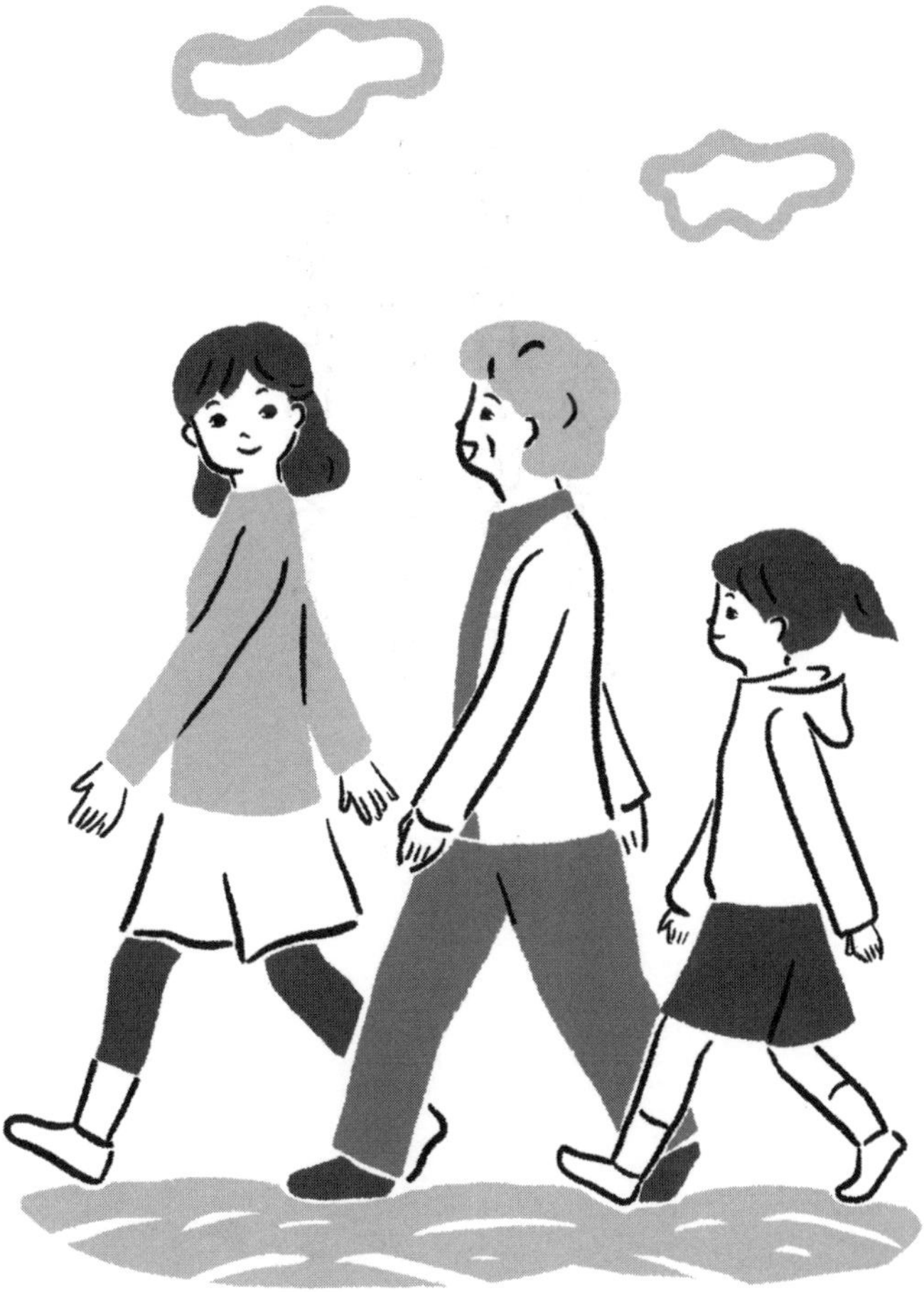

コロナに怯えるより、
大切なことはたくさんある。
まずは自分の幸せのために
歩くことから始めよう。

6章

自律神経も腸も整い、幸せになる習慣

30 ネバネバ食品と発酵食品で腸をきれいに

この章では、歩くこと以外の、自律神経と腸を整える生活習慣を紹介します。

まず大事なのは、なんといっても食事です。特に「どう食べるか」です。

歩くことと食べることはセットになっています。よく歩くとお腹がすき、腸が動き、良いものを吸収できるようになる。そして便通が良くなって腸内環境が良くなる。

食に関して何より伝えたいことは、ありきたりですが、いろいろなものをバランス良く食べてほしいということです。

何事も偏りは良くありません。食もそうです。ストレスで甘いものをドカ食いしている人がいますが、これは最悪です。腸内バランスも自律神経のバランスも崩れます。

一日のなかで、なるべくいろいろな種類のものを食べる。その際、特に意識的に摂ってほしいのが「腸に良い食品」です。
それは何かといえば、**「食物繊維」と「発酵食品」**。

まず食物繊維とは、私たちが持っている消化酵素では分解されないもののことで、体内には吸収されず、最終的には便となって出ていきます。だったら「いらないのでは？」と思うかもしれませんが、腸の健康には欠かせない栄養素です。

腸内のお掃除隊であるとともに、善玉菌のエサになるのです。

では、食物繊維がお掃除してくれるものとは何でしょう？　それは、コレステロールやナトリウム、有害物質です。

食物繊維には水に溶ける「水溶性食物繊維」と、水に溶けない「不溶性食物繊維」があり、それぞれ体内での働きは違います。

水溶性食物繊維は水に溶けるとゼリー状になってコレステロールを吸着して体の外に排出したり、ナトリウムを排出したりする作用があります。そのため、コレステロール値の低下や高血圧の予防に役立つのです。

一方、不溶性食物繊維は、水分を吸収して便のカサを増やす作用があり、大腸を刺激して排便を促します。その意味でも〝腸内のお掃除隊〟です。それだけではなく、不溶性食物繊維には有害物質を吸着して便と一緒に排出する働きもあります。

善玉菌のエサになるのは、水溶性食物繊維のほうです。善玉菌のエサになって、善玉菌を増やしたり、善玉菌が体に良いものをつくり出す手助けをしてくれます。

では、食物繊維を摂るには何を食べればいいのでしょうか。

おすすめは、ネバネバ食品です。

食物繊維といえば野菜のイメージが強いかもしれません。たしかに野菜も食物繊維が豊富ですが、不溶性食物繊維に偏りがちで、水溶性食物繊維が少ないのです。その点、ネバネバ食品には水溶性食物繊維も不溶性食物繊維もバランス良く含まれています。

具体的には、オクラ、納豆、山芋、長芋、なめこ、モロヘイヤ、コンブ、ワカメ、メカブ、モズクなど。

ネバネバあるいはヌルヌルした食べ物を、一日一つは食べましょう。

それから、キノコもおすすめです。キノコも食物繊維が豊富。どちらかというと不溶性食物繊維のほうが多いのですが、キノコに含まれている食物繊維の一種である「βグルカン」には免疫力を高める作用があります。

キノコも意識的に食べてほしい食材の一つです。

発酵食品で善玉菌を取り入れる

食物繊維ともう一つ、腸に良い食品が発酵食品です。

発酵食品には乳酸菌や納豆菌、酪酸菌、麹菌などの善玉菌が豊富に含まれています。

これらの菌の大部分は、腸にたどり着くころには死んでいるので、生きたまま届いて腸にすみつくわけではありません。それでも善玉菌のエサになって、腸内環境の改善に努めてくれます。また、なかには麹菌のように生きたまま届きやすいものもあり、善玉菌の種類と数を増やし、腸内細菌の多様性を保つ手助けをしてくれます。

代表的な発酵食品には次のようなものがあります。

・納豆（納豆菌）
・ぬか漬け（乳酸菌、酪酸菌）
・ヨーグルト（乳酸菌）
・チーズ（乳酸菌）
・キムチ（乳酸菌）
・甘酒（麹菌）

そのほか、味噌（麹菌、酵母菌、乳酸菌）、醤油（麹菌、酵母菌）、酢（酢酸菌）、塩麹（麹菌）といった、昔から和食に使われる調味料も発酵食品です。

発酵食品も、意識して毎日食べてほしい食べ物です。なおかつ、食材によって、商品によって含まれる菌の種類は違うので、いろいろな発酵食品を日替わりで取り入れてほしいと思います。

一日一つは、
ネバネバ食品、キノコ、発酵食品を。
なぜなら、腸内環境が変わるから。

31 一日一杯の味噌汁を

ネバネバ食品（食物繊維）も発酵食品も、昔ながらの和食にはたくさん含まれていました。かつての日本人は「健康のために」「腸のために」と特別に意識しなくても、自然に食物繊維も発酵食品も豊富に口にしていたのだと思います。だから、日本人の便は世界一立派だったのでしょう。

しかし、食事の欧米化が進むにつれて、ネバネバ食品や発酵食品を口にする機会が減ってしまいました。それが、いろいろな生活習慣病を引き起こす一因となっています。

日本古来の食べ物は、やはり私たちの体に合っています。腸内細菌の種類も、民族によって違うようです。だから、日本人のお腹には日本に昔からある発酵食品が合っているといわれています。

そこで、あらためて見直したいのが「**味噌汁**」です。日本人にとってはおなじみのメニューで、どちらかというと脇役のイメージだと思いますが、具だくさんにすればメインのおかずになります。

なんといっても、味噌は大豆に麹と塩を加えて発酵させた発酵食品です。そして、味噌の主原料の大豆には良質なタンパク質が豊富に含まれています。なおかつ、具材に野菜やネバネバ食品を入れれば、食物繊維もたっぷり摂れます。

気がかりなのは、塩分でしょうか。「味噌汁は塩分が多いから一日一杯まで」と思い込んでいる人は多いようですが、実は味噌の塩分は血圧を上げません。「味噌（汁）が血圧を上げる」という明確なエビデンス（科学的根拠）はないのです。

むしろ、最近の研究で、味噌汁には血圧を下げる効果があることがわかってきています。だから、血圧が高い人も安心して食べてください。

なおかつ、食事の順番は「**味噌汁ファースト**」がおすすめです。味噌汁から先に食べてほしいと思います。味噌の色素成分の「メラノイジン」には、糖の消化・吸収のスピードを抑えて、血糖値の上昇を穏やかにする働きがあります。食物繊維にも同じ働きがあるので、野菜や海藻の入った味噌汁を先に食べれば、ダブルの効果で食後の血糖値の急上昇を抑えられます。

「食後高血糖」または「血糖値スパイク」といって、空腹時血糖値は正常でも食後にはドカンと血糖値が上がる人がいます。空腹時血糖値だけを測定する健康診断や人間ドックでは見つかりにくいので、「かくれ高血糖」とも呼ばれますが、これを繰り返すうちに血管はボロボロに傷つけられてしまいます。

だから、食後高血糖を起こさないように食べることは、とても大事なことです。

その方法の一つが、味噌汁ファーストなのです。

また、体を動かすことで糖を消費できるので、食後に歩くことも良い方法です。毎食後に15分歩くだけで食後高血糖が抑えられるという研究結果も出ています。

ところで、味噌汁が良い、キノコが良い、ネバネバ食品が良い、発酵食品が良い……などと、おすすめ食材を紹介しましたが、もう一つ大切なのは、無理して食べないことです。

たとえば、ネバネバ食品でもあり、発酵食品でもある納豆は、超おすすめ食材ですが、苦手な方も少なくありません。そういう方まで「腸に良いから……」と無理して食べる必要はないのです。

「納豆苦手なんですが、食べたほうがいいですか？」

「ヨーグルト好きじゃないんですが、腸に良いと聞いて、がんばって食べています」

そんなふうにおっしゃる患者さんがいますが、我慢してまで食べなくていいと思います。

なぜなら、ストレスになるから。

どんなに健康効果の高い食品でも、食べる本人が「おいしい」と感じられなければ、それはストレスになって、腸内環境の悪化や自律神経を乱すことにつながります。

誰にでも、ものすごく好きな食べ物から、好きでも嫌いでもないもの、嫌いまたは苦手な食べ物までグラデーションがあります。そのなかで、嫌いなもの、苦手なものは食べなくていいと思うのです。でも、好きなものばかりを食べていると、偏りが出て良くありません。ですから、「好きでも嫌いでもないもの」、または「好きなもの」のなかで「体に良いもの」のレパートリーを少しずつ増やしていってください。

味噌汁は日本人の
ソウルフードであり、
スーパーフード。
具だくさんにして毎日食べよう。

32 長く寝ようと思わなくていい

自律神経の働きをコントロールしているのは、脳の視床下部という部分です。呼吸や血流、体温調節といった重要な仕組みを細かく調節している自律神経をコントロールしているわけですから、脳も疲れます。

その疲れを取る方法が睡眠です。だから寝ることが大事なのです。

睡眠については2022年に『不眠症の9割は歩くだけで治る』という本を出しました。「眠れない」「寝つけない」という悩みも、日中、歩くことが一番の解決策なのです。

眠りに悩みを持つ人は「どうやって寝るか」にこだわりがちですが、不眠症の本質は「不安」です。

「眠れないかも」「寝つけないかも」という不安が、かえって眠れなくします。寝るときには、自律神経は副交感神経優位になります。ところが、「眠れないかも」という不安を抱えたままでは、交感神経が高ぶって眠れなくなるのです。

まずは不安を手放すことです。そのためにも、たとえば、仕事でストレスを抱えがちな人は、短い時間でもいいので帰り道にゆっくり歩いて、高ぶった交感神経を鎮めておきます。このときに、歩くこともがんばりすぎないことが肝心。あくまでも心地よさを感じる程度に歩くことです。そうすると、ほどよい体の疲れとともに夜には自然な眠気がやってきます。


それから、「長く寝ないといけない」というプレッシャーを手放すことも大事です。

日本人は睡眠時間が短い、一日8時間寝なければいけない——。

どこかで聞いたことがありませんか？　こうした刷り込みから、「長く寝なければいけない」と思い込んでいる人がたくさんいます。

最近では、「睡眠負債」という言葉がよく聞かれるようになりました。睡眠不足が借金のように膨らむことで体を蝕んでいく、という考え方です。

「負債」といわれると、怖くなりませんか。睡眠負債という言葉が恐怖を煽って、「眠れなかったらどうしよう」「眠れないかも」という不安を生み、ますます日本人の間で不眠を生んでいるように感じます。

睡眠時間が短い人は死亡リスクが高いという研究結果はたしかに出ています。しかし、長ければ良いのかというと、そうではなく、睡眠時間が長すぎる人も寿命が短くなりやすいのです。

国内の10万人を対象にした研究では、男女ともに死亡リスクがいちばん高かったのは、5時間未満の、睡眠が短い人ではなく、10時間以上睡眠を取っている、長く寝ている人でした。

女性に至っては、7時間睡眠の人よりも6時間の睡眠や5時間未満の睡眠の人のほうが死亡リスクがやや低いぐらいで、睡眠時間が長い人ほど死亡リスクが高くなっていました。

男性はというと、死亡リスクがいちばん低かったのが7時間睡眠の人です。ただ、6時間睡眠と8時間睡眠を比べると、8時間睡眠のほうが死亡リスクはやや高めでした。

この結果を見ても、「長く眠ること＝善」ではないとわかっていただけると思います。

そもそも「日本人は睡眠時間が短い」といっても、その睡眠時間で世界トップクラスの平均寿命を誇っているのです。自信を持ちましょう。

それに、年を重ねるにつれて睡眠時間は短くなるものです。それなのに若いころと同じように「8時間寝よう」と意気込めば、布団の中で悶々と過ごす時間が長くなるだけです。中高年以降の方は特に「長く寝よう」信仰から抜け出しましょう。

睡眠は型にはまらなくてもいい

もう一つ、睡眠にまつわる常識として「夜型生活は良くない」「朝型生活が良い」もよく聞きます。朝型ばかりが良い習慣として推奨されますが、私はどちらでもいいと思います。その人のライフスタイルに合っていれば、型どおりに寝る必要はありません。

夜勤の人もいます。あるいは、もう定年を迎えて、朝早く起きる必要のない人もいるでしょう。そういう人は夜型生活になっても、そのなかで自律神経を整えるようなライフスタイルをつくればいいのです。

つまり、自分にとっての日中に活動して交感神経を高めて、自分にとっての夜が近づいてきたら副交感神経優位のバランスに持っていく。

夜型生活でも健康に長生きされている方はたくさんおられます。作家の五木寛之さんがそうです。コロナ禍で深夜に開いているお店がなくなったために、ここ数年で自然に朝型に変わったとのことですが、それまではずっと深夜12時から朝6時ごろまで仕事をして、そのあと寝て、お昼の3時か4時に起きる生活を続けていたそうです。まさに昼夜逆転生活を80代後半までずっと続けていたわけですが、今もお元気です。

「何時間寝る」とか「何時に寝る」といったことよりも、意識してほしいのは睡眠の質です。いかに深く眠るか、ということなのです。

睡眠中は、レム睡眠とノンレム睡眠という2種類の睡眠を繰り返しています。

レム睡眠は、体は深く眠っているのに脳は活発に動いている状態で、ノンレム睡眠は脳も体も休んでいる状態のことです。レム睡眠は浅い眠り、ノンレム睡眠は深い眠りと呼ばれています。

寝ついて最初に訪れるのがノンレム睡眠で、この最初のノンレム睡眠で眠りがいちばん深くなり、かつ深い眠りが長く続きます。だから、ここでしっかり深い睡眠を取れるかどうかが、睡眠の質を8割方決めます。睡眠時間多少が短くても、最初に深い眠りがしっかり取れていれば、目覚めたときにはスッキリしているものです。

また、最初の深いノンレム睡眠の間に「成長ホルモン」がたくさん分泌されます。成長ホルモンは「若返りホルモン」とも呼ばれ、細胞を修復して体を若く保つ機能を司ります。健康長寿には欠かせないホルモンの一つです。

寝入りばなに深い眠りに入って成長ホルモンをバンバン出すには、夜が近づくにつれて副交感神経優位に切り替えていくことが大切です。そのために日中はしっかり活動して、夕方以降はリラックスした時間を持つというメリハリが大事です。そして不安が一番の大敵なので、「眠くなったら寝ればええ」とおおらかな気持ちで夜を迎えましょう。

「〇時間以上寝なければいけない」
「朝型じゃなければいけない」は
手放して、
寝入りばなに深く眠れれば
良しとしよう。

33 「怒らない」が得

怒って得することはありません。

たとえば、ゴルフ。プロは別として、素人は必ずミスショットをします。それでも腹を立てずに淡々とやり過ごしている人が勝者になります。

人生も同じことでしょう。怒りに任せて振る舞えば、場の雰囲気を悪くしたり、相手との人間関係を壊したりします。

幸せな人生とは、怒らない状態を維持できる人生ではないでしょうか。といっても、それは非常に難しいのですが……。私も数えきれないぐらい、失敗してきました。

私なんて短気な性格ですし、怒りが活動の原動力になっている面もあります。ワクチン後遺症でヤコブ病になった人の話を聞けば、怒りに震えて「このままではアカン！」と、患者会を立ち上げよう、被害者や家族が声を上げられる場をつくろう——と、パチッとスイッチが入る。これまでもそうやって怒りをエネルギーに変えて生きてきたような気がします。

と、なぜ突然怒りの話をしだしたのかといえば、怒りは自律神経のバランスをいちばん乱す行為だからです。怒れば交感神経が興奮し、血流が滞り、いいことは何一つありません。一生のうち何回、ちゃぶ台返しをするかで寿命が決まってくるんじゃないかとさえ思うくらいです。私のようにしょっちゅう怒っている人は、そのたびに自律神経のバランスを崩し、損をします。

100歳を超えて長生きする人は、怒らない、おおらかな人が多い気がします。

100歳以上の人のことを「百寿者」といい、どんな人が百寿者になれるのかを調べる「百寿者研究」というものがあります。慶應義塾大学の医学部が、1992年から行っています。1992年といえば、ちょうど「きんは100歳、ぎんも100歳」のフレーズで、当時100歳だった双子のきんさんぎんさんが一大ブームとなったころです。

何をすれば100歳まで生きられるのか。百寿者研究では、その答えを探っているのですが、「一定の傾向が見つからない」というのが現状までの結論です。百寿者本人や家族にインタビュー調査を行い、その秘訣を探るものの、みんな「なんで100歳になれたのか、わからない」というのです。

逆にいえば、「わからない」のが共通点。長生きしようとがんばっていないのです。

私が診ている患者さんのなかにも数人、百寿者がおられます。常に数人はいるので、これまでに何十人もの百寿者を診てきました。一人ひとりのお顔を思い浮かべつつ共通点を考えると、やはり歩いている方が多いことです。それは共通しています。

そして、よく笑い、おおらか。副交感神経優位のマイペースな人が多い印象があります。言い換えれば、いつも機嫌のいい人。機嫌が悪くて、いつも怒っているような人で100歳まで生きた人は見たことがありません。いつもご機嫌な人しか、100歳まで生きられないのではないでしょうか。

例を挙げるなら、聖路加国際病院の日野原重明先生のような人です。今、百寿者は全国に9万人ほどいますが、その9割が女性です。日野原先生は男性で105歳まで長生きされたのですから、超長寿です。

100歳を超えてからも医師として診療を続けつつ、本を書いたり、講演をしたり、精力的に活動されている一方で、音楽やミュージカルもずっと楽しんでおられました。私は、日野原先生が60代のころにご縁ができましたが、いつもニコニコと笑顔の方でした。人柄はとにかくおおらかで、怒ったところは見たことがありません。

怒ると交感神経が高ぶります。イライラしやすい人、あるいはアレコレ思い悩みやすい人は交感神経優位型で、自律神経のバランスを乱し、短命傾向にあるように感じます。おおらかで自律神経のバランスの良い人が長生きできるのだと思います。

長尾流アンガーマネジメントは、「逃げる」

とはいえ、生きているなかで怒りを感じる場面のない人はいないでしょう。だからこそ、その怒りを爆発させたり、引きずったりしないように、怒りが生まれたときの自分なりの収め方を持っておくことが大切です。つまりは「アンガーマネジメント」です。

ちなみに、以前、アンガーマネジメントの講師が激怒して暴れるのを見たことがあります。怒りの収め方を教えに来た先生が激怒しているのですから、まるでコントです。「それだけ怒りをコントロールするのは難しいんやな」ということが、そのとき学んだことでした。

私自身が実践している怒りへの対処法は、「**逃げる**」です。

以前に71人の医者が自分流の怒りの対処法を紹介した『医師のためのアンガーマネジメント』という本に、著者の一人として参加したことがあります。そのなかでも書いたのですが、「このままだと怒りを爆発させそう」と感じたら、その場から逃げることにしています。

アンガーマネジメントの基本で、「**6秒ルール**」というのを聞いたことはありますか？どんなに強い怒りでも6秒で感情のピークが来るので、怒りを感じたら6秒数えてピークが過ぎ去るのを待ちましょう、というものです。

その方法も人によっては有効だと思いますが、短気な私には、たった6秒でも待つことができません。だから、その場から離れることにしているのです。

家庭でも職場でも、これ以上一言でも言ったら一触即発という場面が時にあります。医者の場合、朝から夕方まで、来院された患者さんにはにこやかに対応しなければいけませんが、なかには相性の悪い患者さんがいます。私は残念ながら聖人君子ではありませんから、どうにも会話が嚙み合わず、堂々巡りになることもあります。

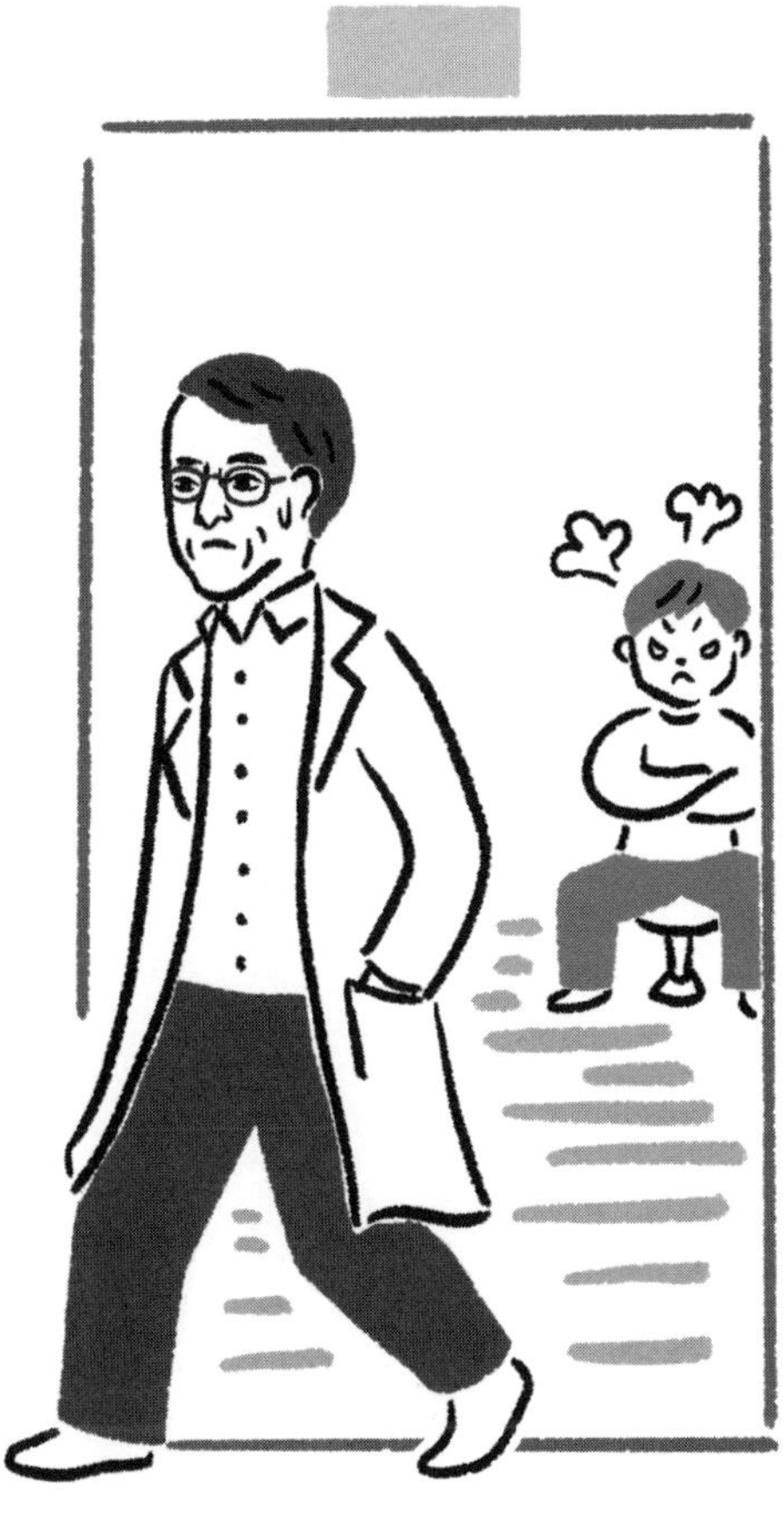

あるいは、「医者には何を言ってもいい」と思っているのか、結構な文句を言われることもあります。それでも、医者側は反論できません。寿司屋の大将なら「帰れ」と言えるかもしれませんが、医者の場合、応召義務といって患者さんを診る義務がありますから、追い返すことはできません。患者さんは医者を選べても、医者は患者さんを選べないのです。だから、我慢の限界に達しそうになったら「ちょっとトイレ」などと看護師に言い残して、その場を離れてトイレに逃げ込んだり、駐車場に停めてある車に用もなく駆け込んだりしています。

一方、怒りを我慢すれば大きなストレスに変わります。だから、怒り以外の形で発散する方法をいくつか持っておくことが大事です。もちろん、歩くこともその一つです。そのほか、私の場合は、ブログを書く、ＹｏｕＴｕｂｅで発信する、カラオケボックスに行って大声で歌う、スナックで歌う、スナックで見ず知らずの人と世間話をするなどでしょうか。

先日カラオケボックスに行ったら、若者が下手な歌をガンガン歌っている声が聞こえました。歌が好きというよりも、若者なりのアンガーマネジメントだったような気がします。コロナ禍での鬱憤を、大声で歌うことで発散していたのでしょう。

ところで、私は、このコロナ禍でSNSの類を一切やめました。SNSは、良い交流が生まれることもありますが、事実無根の誹謗中傷もバンバン書かれます。見ると腹が立つので、見ないのが一番。腹を立てるぐらいなら少し離れようと、SNSを中断しています。それでもツイッターのアカウントは残してあるので、相変わらず暇な人たちから攻撃が来ます。私にしてみれば、しつこく攻撃コメントを書き込んでいる人たちの自律神経が心配です。病んでいるのでしょう。

攻撃コメントを書き込んでいる人のなかには医者と思われる人もいます。ワクチン後遺症なんて存在しないと思い込んでいる人は、私の言動が許せないようです。長尾を攻撃する暇があるのなら、目の前の患者さんを診てほしい。そうすれば後遺症で困っている患者さんがいることがわかるはずです。救い方がわからないのなら、せめて患者さんの話を聞いてあげてほしいものです。

怒りは自律神経をかき乱す。
怒るより逃げよう。
SNSも、イライラするぐらいなら
思いきって少し離れよう。

34 小さな変化を楽しむ

自律神経の働きは年を重ねるにつれて衰えていきます。ピーク時は10代で、40代になるとピーク時の半分、50代では3分の1、60代では4分の1と、加齢とともに低下していくといわれています。

ただ、ちょっとしたコツで自律神経を鍛えることはできます。それは、小さな変化に体を慣らしていくことです。

代表的な方法が、**温冷交代浴**。

水風呂と普通のお風呂に交互に入るとか、温かいシャワーと冷たいシャワーを手足に交互にかけるなど、温浴と冷浴を交互に行う方法です。

温かいお風呂に入れば体が温まり、副交感神経が刺激され、血管が広がります。水風呂に浸かれば体の表面が冷え、交感神経が刺激され、血管が収縮します。副交感神経と交感神経を交互に刺激することが温冷交代浴のポイントです。

温浴から冷浴へ、冷浴から温浴へ切り替わるたびに自律神経は血管を広げたり収縮したりしながら体温を調節しなければいけないので、鍛えられるわけです。

ただし、適度な温度差、適度な変化で行ってください。

あまりに大きな変化は鍛錬の域を超えて、自律神経に負担をかけてしまいます。温浴の温度が高すぎれば交感神経が刺激されます。冷浴の温度が低すぎれば、交感神経を過度に刺激してしまいます。

心臓がバクバクしてきたり、脈があまりにも速くなったりするようであれば、温度差が大きすぎるということです。初めて温冷交代浴を行うときは、温浴は普通に40℃程度で、冷浴は30℃ぐらいで十分です。いずれにしても、個人差があるので、心臓がバクバクしない程度の温度差で行ってください。

昔の人は、風邪予防に乾布摩擦を行っていました。寒いなかで、上半身裸になって乾いたタオルで肌をこするというものです。これも自律神経の鍛錬法でした。

私の住んでいる地域の近くには「六甲学院」という中高一貫で有名な男子校があります。そこでは今も、真冬でも裸足に上半身裸でグラウンドを走るといった習慣があるそうです。これも同じく自律神経の鍛錬法です。寒さの刺激に身をさらすことで、交感神経を刺激するのです。

ただし、子どもたちであれば、このぐらい極端な温度変化にも順応できますが、自律神経の機能のピークをとうに過ぎた大人には無謀でしかありません。先ほどの温冷交代浴も同じで、温度差が大きくなるほど負担も大きくなります。

小さな変化を繰り返すことが、大人に合った自律神経鍛錬法だと心得ましょう。

小さな変化を楽しみながら歩く

ウォーキングも、普通に心地よく歩くのでもいいのですが、早歩きとゆっくり歩きを数分間ずつ交互に繰り返す「インターバル速歩」もおすすめです。

早歩きでは少し脈が速くなり、ゆっくり歩きで落ち着く。温冷交代浴と同じで、交感神経と副交感神経を交互に刺激することになるので、自律神経の鍛錬になります。

このインターバル速歩の効果はすでに証明されていて、次のような結果が報告されています。

・筋力が10％向上、持久力は最大20％向上
・高血圧、高血糖、肥満などの生活習慣病が20％改善
・うつ症状（自己評価指標）が50％改善
・睡眠の質が改善
・認知機能が改善
・膝関節痛の症状が50％の人で改善
・骨粗しょう症が改善

これは、信州大学の能勢博先生らが行った研究結果です。まさに「病気の9割は歩くだけで治る」を裏付けるような結果が出ています。

この研究では、3分間の早歩きと3分間のゆっくり歩きを1セットに、一日5セット以上を週4日以上行うことを目標にしていますが、そこまで厳密でなくてもいいと思います。少し息が弾むくらい、または脈が少し速くなるくらいの早歩きを行ったら、ゆっくり歩きで呼吸と脈を落ち着かせます。**あくまでも「楽しみながら」**がポイントです。緩急という小さな変化を楽しみながら、自律神経を鍛えましょう。

自律神経がさまざまな病気や不調の原因となるということは、自律神経を鍛えればいろいろな病気や不調が良くなります。薬もいらなくなったり減薬できたりします。

ただし、いきなりの断薬、減薬は危険です。

薬には副作用がつきものなので、薬を減らすことは大事ですが、段階を踏んで減らしていってください。やっぱりいきなりの変化は危ないので、減薬、断薬をしたい人こそ、自律神経機能を鍛錬することも一緒にやっていただきたいと思います。それが歩くことであり、小さな変化に慣らすことです。

温浴と冷浴、速歩とゆっくり歩き、
小さな変化は、
自律神経の鍛錬になる。
薬から卒業したい人こそ、おすすめ。

35 「そこそこ幸せ」と思える時間を増やす

3章で「レビー小体病」という病気を紹介しました。この病気の特徴的な症状の一つに聴覚過敏があります。音が、普通の人よりもガンガン響くのです。だから、大きな音が苦手で、もちろんロックコンサートには行けませんし、大きな声で喋っている人が近くにいるだけでつらくなります。テレビも苦手な人が多いです。

そうした症状のあるレビー小体病の方の場合、実は音楽がいい治療になります。音楽というノイズを脳に入れて、適度な刺激を与えるのです。これも小さな変化ですね。そのうちにだんだんと慣れていって、音に過敏に反応しなくなります。

また、自律神経を整えるためにも、音楽はおすすめです。

ゆったりした音楽が良い、テンポが一定の曲が良い、「f分の1」と呼ばれるゆらぎの入った音楽が良い……など、いろいろいわれていますが、モーツァルトを聴くと落ち着く人もいれば、若いころに聴いていた歌謡曲やロックが良いという人など、さまざまです。

感性は人それぞれなので、リラックスできる、自分にとって最良のヒーリングミュージックを探してほしいと思います。

音楽は、太古の昔からあったものです。「もしもこの世に音楽がなかったら」と考えても、想像がつきません。平安時代には雅楽がありましたし、弥生時代、縄文時代にも音楽が身近にありました。さらに前の旧石器時代の遺跡からも笛と思われるものが見つかっているそうです。それだけ人間にとって音楽は欠かせないものなのでしょう。

心地よい音楽を聴くことでコルチゾールなどのストレスホルモンの分泌が抑えられて、セロトニンやオキシトシン、ドーパミン、βエンドルフィンといった幸せホルモンの分泌が増えます。人間の脳は、音楽を聴くことで幸せを感じるようにできているのだと思います。聴くだけではなく、音楽を「やる」のもいいですね。歌う、演奏することでも幸せホルモンは増えます。

ほかにも、ゆっくりお風呂に入る、半身浴をする、アロマオイルで好きな香りを楽しむなど、「**そこそこ幸せ**」と思える時間を増やしていくことが自律神経のバランスを整えます。

つい「ごっつい幸せ」を求めたくなるかもしれませんが、大きな幸せは続きません。たとえば、ゴルフでカーンと打ったら、ホールインワンになった。その瞬間は、周りの人に祝福されて大喜びします。でも、次の瞬間、みんなへのご祝儀をどうしようかという心配に変わっていきます。ヤッターと大喜びしているのは1分ぐらいでしょうか。

そこそこの幸せのほうが長続きするのです。またゴルフの話で恐縮ですが、「今日もゴルフができた、幸せだ」と感じる。あるいは、ゴルフ場に行ったら雨が降ってできなかったとしても、「友達とお茶が飲めたから、まあ幸せや」と考える。

そんなふうに思考回路を変えて、そこそこの幸せを感じる時間が増えれば、副交感神経の働きが高まります。

「趣味もないし、特に幸せを感じる時間もない」という人は、それこそ歩きましょう。じっとしているとあまり幸せは感じられません。歩いている最中にはセロトニンが出て、そこそこの幸せは感じられるものです。定期的に運動を行っている人は幸福感が増すだけでなく、性格も神経質な面が減っておおらかに変わるという研究結果もあります。そうすると、そこそこの幸せを感じやすくなります。その好循環を生むのが歩行なのです。

今日も散歩ができた、幸せや。
副交感神経を呼び覚ます
小さな幸せ集めを趣味にしよう。

36 これからの幸せとは

先日、京都劇場で行われた、浄土宗主催の「これからの幸せ」というフォーラムを見に行きました。ゴリラ研究で有名な人類学者の山極壽一先生、全日本仏教会前理事長の戸松義晴さん、国際政治学者の三浦瑠麗さんら豪華なメンバーが、それぞれに思う「これからの幸せ」を語り合うというものです。戸松先生とは以前から親交があり、そのご縁で伺ったのです。

そのなかで山極先生が「**あるがまま**」について話されていました。

ゴリラやチンパンジーも、人と同じように転んだりして体に障害を負うことがあります。ただ、そのことを悲しむ動物はいないそうです。あるがままに「こんなもんや」と思ってただ生きている、と。あるがままとは、悲嘆しないということなのです。

人間だけが、五体満足の何かがなくなったら、そのことをずっと引きずって、「自分は本来こうあるべきだ」という幻想と現実の差を嘆く。そしてうつになったり、自殺してしまったりする。動物の世界ではそうしたことはないそうです。

あるべき現実との差を嘆くのは人間だけで、あるがままを良しとして生きることが幸せなのだと山極先生はおっしゃっていました。

先ほど「そこそこ幸せ」と感じる時間を増やそう、と伝えました。

山極先生の講演は「『今ここにいる。ここに生きている』ことが、そこそこの幸せだ」と考えることがこれからの幸せじゃないかという結論だったのです。つまり、幸せは遠くにあるわけではなく、今ここにあるということです。「ああ、そうやなあ」と思いました。

そしてもう一つ、山極先生の話で印象に残ったのが、人間の持つ3つの自由についてでした。人間社会には、ほかの類人猿が持たない3つの自由があると山極先生は言います。何だと思いますか？

それは、「**移動する自由**」「**集まる自由**」「**対話する自由**」です。

ゴリラは移動するといっても、歩き回る範囲は決まっています。所属する集団は一つで、自由に集まったり、集団を渡り歩いたりする自由はありません。人間だけがこの3つの自由を手にして、遠くに移動し、自由に集まり、そこで対話をするのです。

人間は一人ひとりみんな違います。好きなことも嫌いなことも違う。みんな違うからこそ「出会う」ことに価値があり、そこに「気づき」が生まれます。そうやって移動して、集まって、対話をして、新しい出会いと新しい気づきを得ながら社会を築いてきたわけです。

これら3つの自由をしっかり生かすことがこれからの幸せではないか、ということも山極先生はおっしゃっていました。

移動すること、集まること、対話すること。

どれもコロナ禍でやりにくくなったことばかりです。でも、私たちが幸せに生きていくためにはどれも大事なことです。この3つの自由を意識して堪能することも、自律神経のバランスを整え、そこそこの幸せを感じて生きるには欠かせないことだと思います。

ちなみに対話の8割はゴシップ、つまり噂話だそうです。ゴシップも、起こったことを忘れないために重要なのです。ただ、それを文字にすると暴力になるとも指摘されていました。特にSNS時代には肝に銘じておくべきことですね。

移動できる。
集まれる。
語れる。
今ここにある、
あるがままの幸せを感じよう。

37 「ほどほど」でいこう

小さな変化、小さな幸せと真逆にあるのが「やりすぎ」です。

健康に良いといわれることも、やりすぎると毒になります。やりすぎは自律神経のバランスを乱すのです。先ほどの温冷交代浴もそうです。自律神経の鍛錬になるといっても、心臓がバクバクするほどの大きな温度変化は良くありません。

歩くか走るかも同じことです。マスターズ陸上のようにずっと走り続けている人は別として、普通の人であれば、40歳以上は走るより歩くことを強くすすめます。

生活習慣病を改善するために「運動してね、歩いてね」と伝えると、ジョギングやランニングを始めてしまう患者さんは少なくありません。「運動=走る」と思っている人は結構いるのです。

実は私の弟もその一人です。「歩いたほうがいい」と何度言っても聞きません。「僕はマラソンに出てたんや」というのですが、何十年前の話をしているのか……。ついに先日、心不全で一度心臓が止まりかけて、手術を受けました。

走ることはそれだけ体に負担をかける行動なのです。膝への負担もかかりますし、心拍数も上がります。私も学生時代には陸上部で長距離を走っていました。中学校のマラソン大会では学年2番で、走るということがどういうことかはわかっています。

中学時代の夏休みには、伊丹市北部の自宅から西宮市南部の甲子園球場まで走って行き、高校野球を見て帰るということを毎日繰り返していました。当時、外野席は無料だったのです。片道10キロぐらいあったので、毎日20キロ走っていたことになります。10代の陸上部であっても、かなりしんどかったですね。

子どもにとってもしんどい行為なのですから、40代以上の中高年以降には走ることはやはり負担の多い行為です。街で見かけるランナーも、まるで苦行のように結構しんどそうな顔をして走っています。笑顔で走っている人はまずいません。

しんどいことは続きません。「50代、60代、70代になっても習慣にできることはなんですか？」といったら、やっぱり歩くことなのです。

ところで、着替えたり出かけたりするのが億劫でなければ、水泳もいい運動です。私も年に1回ぐらいですが、時間ができたときにゆっくり歩くように泳いでいます。

水の中は浮力があるので膝にかかる負担も減るため、40代以降の人にもおすすめです。ただし、何度も言うようにがんばりすぎは良くありません。

私の知り合いも何人か、プールで泳いでいる最中に亡くなりました。心拍数を上げすぎて、致死性の不整脈を起こしたのです。

ある人は、ゴルフがうまくて、何度一緒に回っても敵わない相手でしたが、あるときホテルのプールで泳いでいて亡くなりました。外科学会の会長も務めた北島政樹先生もそうでした。70歳を過ぎても元気いっぱいで、水泳で体を鍛えておられましたが、がんばりすぎたのでしょう。

真面目な人、仕事のできる優秀な人ほど、プライベートでもがんばってしまいがちです。一日1キロ泳ごうなどと自分でノルマを決めて、しんどくてもがんばってしまう。隣のコースを泳いでいる見ず知らずの人に負けたくないと、ついペースを上げてしまう。水泳日記をつけたり、「1時間泳いできた」「1キロ泳いできた」などと誰かに言いたいがためにがんばってしまう……。

水泳は良い習慣ですが、ゆっくり自分のペースで疲れない程度に泳ぐのがいちばん良いのです。がんばりすぎると突然死のリスクがあるので、スポーツジムのプールでは監視員がすぐにＡＥＤを出せるようにスタンバイしています。

ほどほどじゃないものは滅びる

つまるところ、「ほどほど」がいちばん大事。

もし「いちばん好きな本は何ですか？」「自分にとっていちばん大事な本は何ですか？」と聞かれたら、私は**池田清彦先生の『ほどほどのすすめ』**を挙げます。明石家さんまさんが司会の「ホンマでっか!?ＴＶ」にも出演されている、あの池田先生の本です。ずっと尊敬している先生で、数年前に「オスは生きてるムダなのか？」というテーマで3時間ほど一緒にトークショーをやらせてもらったことがあります。

それはさておき、私は池田先生の『ほどほどのすすめ』を読んで命を救われました。私はもともと暴走する癖があるのですが、この本を読んでから完全に自分の人生が変わったのです。はたからは相変わらず暴走しているように見えるかもしれませんが、目標とするところが「ほどほど」に向かうようになりました。今まさに軌道修正しているところです。

大きなところでは、クリニックの院長を、以前から一緒に働いていた先生に譲りました。そして外来診療は予約制にして日・月・火の週3日ガッツリ診療を行い、その他の曜日にクリニック外の活動を行うという働き方に変えました。

それに、もともとは「ギリギリ人間」で、新幹線に乗り込むのは大抵、ブザーが鳴ってから。東京駅のすぐ隣のビルで会議があったときには、同じビルの2階に入っているレストランで打ち上げを行い、21時20分の新幹線に乗って帰るのに「5分あれば間に合う」と豪語して、21時15分まで飲んでダッシュで駅に向かったこともありました。なんとか間に合いましたが、アルコールの入った体でガーッと階段を一気に駆け上がったわけですから、当然、心拍数は爆上がりです。

何でもギリギリが好きで、ついそういう無茶なことをやってしまうのです。それが、池田先生の本を読んでだいぶ緩和され、今は無茶をしないよう気をつけるようになりました。

以前のままギリギリ人間を続けていたら、突然死するのは目に見えていましたから、そういう意味で、この本に「命を救われた」のです。

『ほどほどのすすめ』のサブタイトルは「強すぎ・大きすぎは滅びへの道」。何でも、ほどほどじゃないものは滅びます。そのことを生物学の観点から書いているのがこの本です。人間関係にしても、愛しすぎればややこしいことになります。仕事もやりすぎれば過労死します。走るより歩くほうが良いといっても、歩きすぎはやはり問題です。

以前に「毎日30キロ歩いています」という患者さんがいました。その方はクリニックにいらっしゃらなくなったのでその後のことはわかりませんが、どう考えても歩きすぎです。膝などを壊していないか心配です。

病気の9割は歩くだけで治るといっても、歩きすぎれば、かえって病気・不調をつくってしまうこともあるのです。だから、何にしても「ほどほど」を大事にしましょう。

大概、「やりすぎ」か、「やらなすぎ」かのどちらかで、「ほどほど」がいちばん難しい。意識しなければできません。しかし、自律神経が整う生活というのは、ほどほどを守る生活と言い換えられると思います。

ほどほどこそが
自律神経を守る合言葉。
脱・ギリギリ人間や！

おわりに

新型コロナが流行してからのこの約3年間、私の中でのキーワードは「逃げる」でした。物理的にソーシャルディスタンスをとったり、ステイホームやロックダウンをしたりして「逃げる」ことではありません。

自然免疫をしっかり鍛えることでウイルスから「逃げる」。ウイルスが「逃げて」くれるように、寄りつかないようにする。そして、マスコミや世の中が煽るコロナ禍という情報災害（インフォデミック）から「逃げる」。そうした意味での「逃げる」です。

今回のコロナの流行が収まっても、またすぐに次のパンデミック（感染症が全国的・世界的に大流行すること）が起こるでしょう。パンデミックの間隔は、だんだん短くなっています。早ければ5年後には新たなパンデミックが起こるのでは、と予測しています。

新型コロナの前のパンデミックが、２００９年の新型インフルエンザでした。このときにまたすぐに新たな感染症が流行するだろうと悟り、テント外来やドライブスルー方式での発熱外来の構想をずっと温めていたので、今回の新型コロナでは、早い段階から対応することができました。

防災と同じで、パンデミックも備えが大事なのです。

近い将来起こるパンデミックに備えて、みなさんも上手に逃げる準備をしていただきたいと思います。お願いしたいのは、自分の健康は自分で守る意識を持つことです。

こう書くと冷たく感じられるかもしれませんが、**ワクチンよりも何よりも、まずは普段から自然免疫を高めておくことが肝心です。**それがいちばん頼りになります。具体的には、この本で紹介してきたような自律神経の機能を高める生活を送ること、腸活を行うこと、そのためによく歩くことです。

特に「コロナ後遺症」や「ワクチン後遺症」で悩んでいる方は、無理のない範囲で歩くことで自律神経機能を高めてほしいです。自律神経機能を高める最も簡単な方法は、薬ではなく、歩行習慣です。コロナ自粛に伴うフレイルを自覚した人は今からでも遅くありません。歩行習慣でコロナ前の状態を取り戻してください。やればできます。

ただし、「慢性疲労症候群タイプ」の人だけは歩行療法の例外であることは、あらためて強調しておきます。寝たいだけ寝倒して、動きたい気分になるのを待ち、1分、2分と恐る恐る室内を歩くことから始めてください。また「コロナ後遺症」や「ワクチン後遺症」で慢性疲労症候群になった子どもさんは、体育の授業やマラソン大会は休んでください。慢性疲労症候群に理解ある医師（多くはありませんが）を探して、その旨の診断書を書いてもらいましょう。

2015年に出版した第1弾の『病気の9割は歩くだけで治る！』から始まる歩く本シリーズは、この本でなんと8冊目になりました。「歩くと良くなりますよ」「歩くことは一番の健康法ですよ」と言い続けているので、ネットやSNSではよく「〝歩け歩け教〟という宗教だ」などと揶揄されています。

でも、私自身はそれで構わないと思っています。

私が歩く本を出してきて良かったなと思うのは、「先生、この本のとおりに歩いたら治りましたよ！」と、たくさんの方に声をかけていただけたことです。心の中ではこっそり「当たり前やん！」と思うのですが、「**そうですよ。信じる者は救われるんですよ**」と半分冗談、半分本気で返しています。

歩くことでいろいろな病気、不調が良くなるということは、実感しなければなかなか信じてもらえません。だから「信じる者は～」なのです。

歩くことの効果を実感した人のなかには、歩く本を何冊も買って友人・知人に配ってくれた人もいます。まるで布教です。だから「確かに宗教やな」と思うときもあります。

何と言われようといいのです。歩くことの健康効果をもっと多くの人に知ってもらって、歩いて健康になる人、歩いて幸せになる人を増やしたい。ただそれだけです。

この〝歩く教〟がもっと多くの人に広がれば、コロナ禍のどんよりした空気も一変し、一人ひとりがそこそこの幸せを感じながら生きていける世の中になる。私はそう信じています。

2023年3月　長尾和宏

参考文献

本川達雄『ゾウの時間 ネズミの時間』(中央公論新社)
アンデシュ・ハンセン『運動脳』(サンマーク出版)
川本 徹『結局、腸が9割　名医が教える「腸」最強の健康法』(アスコム)
小林弘幸『眠れなくなるほど面白い　図解 自律神経の話』(日本文芸社)
今井 伸『射精道』(光文社)
池田清彦『ほどほどのすすめ』(さくら舎)

編集　高倉 眞
　　　橋口佐紀子
デザイン　松沢浩治(DUG HOUSE)
イラスト　ヨシイ アコ
校正　中井しのぶ

病気の9割は歩くだけで治る!
PART3
自律神経と腸活が健康のキーワード

2023年3月30日　初版第1刷発行
2023年4月25日　初版第2刷発行

著　者　長尾和宏
発行人　川崎深雪
発行所　株式会社 山と溪谷社
〒101-0051
東京都千代田区神田神保町1丁目105番地
https://www.yamakei.co.jp/

印刷・製本　大日本印刷株式会社

●乱丁・落丁、及び内容に関するお問合せ先
山と溪谷社自動応答サービス
電話 03-6744-1900
受付時間/11:00～16:00(土日、祝日を除く)
メールもご利用ください。
【乱丁・落丁】service@yamakei.co.jp
【内容】info@yamakei.co.jp
●書店・取次様からのご注文先
山と溪谷社受注センター
電話 048-458-3455　FAX 048-421-0513
●書店・取次様からのご注文以外のお問合せ先
eigyo@yamakei.co.jp

乱丁・落丁は小社送料負担でお取り換えいたします。

Printed in Japan
ISBN978-4-635-49061-0

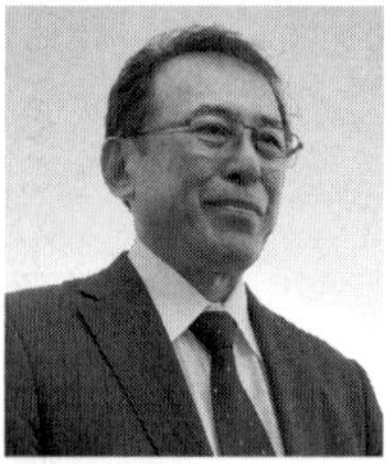

長尾和宏(ながお・かずひろ)

1958年　香川県生まれ
1984年　東京医科大学卒業、
　　　　大阪大学第二内科入局
1995年　長尾クリニック開業、現在に至る

長尾クリニック名誉院長

医学博士
日本消化器病学会専門医
日本消化器内視鏡学会専門医、指導医
日本内科学会認定医
日本在宅医学会専門医
労働衛生コンサルタント

日本ホスピス・在宅ケア研究会理事
日本尊厳死協会副理事長
全国在宅療養支援診療所連絡会世話人

関西国際大学客員教授